dtv

Bulimie und Ess-Sucht (Binge-Eating-Störung) sind Krankheiten, die durch Heißhungeranfälle gekennzeichnet sind. Die Dunkelziffer ist bei diesen Formen der Ess-Störung hoch. Meist sind es junge, attraktive und dynamische Frauen. Sie verbergen ihr von heimlichen Heißhungerattacken bestimmtes Leben hinter einer perfekten äußeren Erscheinung, bedroht von wachsender Einsamkeit, aber auch von gesundheitlichen Gefahren. Motive und Hintergründe dieser Krankheit herauszufinden, ist Voraussetzung für eine dauerhafte Bewältigung dieser Ess-Störungen. Die Autoren beschreiben Ursachen, Sinn und Funktion, ihre Auswirkungen auf den Körper und den Leidensdruck, unter dem die Patientinnen stehen. Sie gehen auf Behandlungsformen ein und stellen das am Münchner Therapie-Centrum für Ess-Störungen entwickelte Therapiemodell vor. Ausführlich kommen dabei Betroffene zu Wort, die über ihre Probleme, Empfindungen und ihre Behandlungsfortschritte berichten.

Dr. med. Monika Gerlinghoff ist Psychotherapeutin, Ärztin für Nervenheilkunde und Kinder- und Jugendpsychiatrie am Max-Planck-Institut für Psychiatrie in München und leitet das Therapie-Centrum für Ess-Störungen. *Dr. med. Herbert Backmund* ist Arzt für Nervenheilkunde in München.

Monika Gerlinghoff
Herbert Backmund

Der heimliche Heißhunger

Wenn Essen nicht satt macht

Deutscher Taschenbuch Verlag

Von Monika Gerlinghoff und Herbert Backmund sind im Deutschen Taschenbuch Verlag erschienen:
Magersucht. Anstöße zur Krankheitsbewältigung (36511)
Schlankheitstick oder Ess-Störung? (36118)

Wichtiger Hinweis

Die diesem Buch zugrunde liegenden medizinischen Forschungsergebnisse und die ärztlichen Empfehlungen entsprechen dem Stand der Wissenschaft bei Fertigstellung des Buches. Da sich die medizinische Wissenschaft jedoch ständig weiterentwickelt, können zukünftige neue Erkenntnisse der Forschung nicht ausgeschlossen werden. Die hier genannten medizinischen Ratschläge sollen kein Ersatz für ärztliche Beratung sein. Die richtige Diagnose und Therapie müssen immer Sache des Arztes bleiben.

Originalausgabe
Juli 1997
4., überarbeitete Auflage Februar 2004
Dieses Buch folgt den Regeln der neuen Rechtschreibung

Umschlagkonzept: Balk & Brumshagen
Umschlagbild: Ralph Zipperlen
Satz: Design-Typo-Print GmbH, Ismaning
Gesetzt aus der Times New Roman 10,8/13' (QuarkXPress 3.31 Mac)
Druck und Bindung: Druckerei C. H. Beck, Nördlingen
Gedruckt auf säurefreiem, chlorfrei gebleichtem Papier
Printed in Germany · ISBN 3-423-34133-5

Inhalt

Einleitung

Beim heimlichen Heißhunger geht es um Essen, das nicht satt macht. Betroffene essen nicht, um sich zu ernähren, sondern um Gefühle wie Angst, Ärger, Wut, Kränkungen und Frustration wegzuessen. Der heimliche Heißhunger ist ein Symptom der Magersucht, der Bulimie und der neuerdings als eigene Krankheit definierten Binge-Eating-Störung.

Für die Betroffenen besteht das größte Problem darin, zu akzeptieren, dass ihr krankhaftes Essverhalten Ausdruck einer psychischen Krankheit ist.

Bemerkenswert an den Ess-Störungen ist die Tatsache, dass in der Regel Frauen betroffen sind – aber vielleicht nicht überraschend. Noch immer werden Frauen nach Rollenklischees beurteilt, nach traditionellen Vorstellungen vom weiblichen Wesen. Eine Frau, die über die Stränge schlägt, etwa betrunken ist, wird im Allgemeinen als abstoßender empfunden als ein Mann in vergleichbaren Situationen. Ebenso wenig, wie die Ausschweifung in das übliche Frauenbild passt, lässt sich eine Frau, die sich ganz auf die Befriedigung eigener Bedürfnisse und Süchte konzentriert, mit dem uneigennützigen, bescheidenen, sich selbst nichts gönnenden Prototyp der Frau vereinbaren. So verwundert es eigentlich nicht, dass die meisten an Bulimie erkrankten Frauen ihren Heißhunger verheimlichen, dass sie sich verstecken, um ihre Fressorgien abzuhalten, aber nach außen untadelig und perfekt erscheinen.

Seit etwa zwanzig Jahren wird die Bulimie als eigene Ess-Störung von der Magersucht abgegrenzt, obwohl fließende Übergänge bestehen. Wie bei der Magersucht gibt es auch bei der Bulimie beträchtliche medizinische Komplikationen, und die Auswirkungen auf die Lebensqualität der Betroffenen sind langfristig einschneidend und bedrohlich.

Das therapeutische Angebot ist reichhaltig. Psychotherapeutische Methoden überwiegen, vereinzelt werden psychopharmakologische Behandlungen empfohlen.

Wie erfolgreich die gleiche Therapie bei verschiedenen Patientinnen mit gleicher Krankheit sich auswirkt, hängt natürlich von sehr vielen Umständen ab, aber auch davon, wie die Kranke dieser Behandlung gegenüber eingestellt ist. Nicht immer besteht die von therapeutischer Seite erwartete positive Einstellung, und es gibt viele Gründe, eine Behandlung zwar über sich ergehen zu lassen, sie aber nicht zu bejahen und schon gar nicht aktiv zu unterstützen. Der subjektive Gewinn der Krankheit kann zum Beispiel die Mitarbeit der Kranken verhindern.

Im Allgemeinen – von Ausnahmen abgesehen – muss ein Patient für eine Behandlung motiviert sein, wenn sie den gewünschten Erfolg bringen soll. Oft führen unerträgliche Schmerzen zu einer Behandlung. Heftiger Zahnschmerz zum Beispiel erleichtert den Weg zum Zahnarzt beträchtlich. Die Motivation eines Patienten für eine bestimmte Behandlung und seine aktive Mitarbeit hängen auch davon ab, wie viel er von seiner Krankheit weiß und wie einsichtig ihm die Behandlung ist. Die Aufklärung eines Kranken, seine möglichst umfassende Information, ist eine zentrale ärztliche Aufgabe. Der Patient soll seine Störungen, Probleme und Schwierigkeiten darlegen, der Arzt seine medizinischen Interpretationen und seine diagnostischen und therapeutischen Möglichkeiten. Wichtig ist die gemeinsame Besprechung und die Definition eines Behandlungszieles.

Selbstbestimmung und Eigenverantwortung eines Kranken müssen besonders dann berücksichtigt werden, wenn psychotherapeutische Maßnahmen zur Diskussion stehen. Das trifft auch für Patientinnen mit Ess-Störungen zu. Nach unserem Verständnis ist es notwendig, gerade hierbei den Krankheitsverlauf in alle therapeutischen Überlegungen mit einzubeziehen. Die Angst Betroffener, etwas in ihren Augen Lebensnotwendiges durch eine Behandlung zu verlieren, schließt eine brauchbare Motivation aus. Es ist unerlässlich, dass Therapeuten ihr Krankheitsverständnis, ihre Behandlungsmethoden und mögliche Ziele transparent machen. Die Patientinnen sollten andererseits ihre Erwartungen und Anforderungen an eine Behandlung formulieren. Gemeinsam ist es dann möglich, realisierbare Behandlungsziele zu definieren. Von therapeutischer Seite kann nicht eindringlich genug darauf hingewiesen werden, dass Verantwortung und Entscheidung der Betroffenen nicht nur darauf beschränkt sein dürfen, sich behandeln oder gar »heilen« zu lassen, sondern eine aktive Mitarbeit einschließen müssen, wenn die Therapie Erfolg versprechend sein soll. Ziel muss es sein, den Gewinn aus der Ess-Störung durch den Gewinn aus der Therapie zu ersetzen.

Wir erwarten, dass mündige Patientinnen mit Hilfe der Therapie lernen, ihre Krankheit eigenverantwortlich zu bewältigen. Der Weg kann mühsam sein, ist aber nach unserer Meinung der einzig gangbare für eine sinnvolle Therapie. Behandlung ohne Motivation der Betroffenen, aus Pflicht- oder Schuldgefühlen den Eltern gegenüber oder aus distanzierter Neugierde (mal sehen, was mir die Behandlung bringt) haben keine Erfolgschance. Deshalb legen wir so viel Wert auf die Erarbeitung einer tragfähigen Motivation für die Behandlung. Ein Therapeut muss das Recht haben, eine Behandlung abzulehnen, wenn ihm die Bereitschaft eines Patienten zur Mitarbeit an der Überwindung seiner Störung zu gering und brüchig erscheint. Es könnte viel Geld gespart werden, wenn in diesem Sinne aussichtslose psychotherapeutische Behandlungen gar nicht erst begonnen würden.

Zur Beurteilung einer ausreichenden Motivation bedarf es keiner komplizierten Diagnostik. Allerdings muss die Motivation einer Patientin im Verlauf einer Therapie immer wieder hinterfragt und gestärkt werden. Auch haben wir zu akzeptieren, wenn Betroffene eine begonnene Therapie abbrechen, weil sie sich die Bewältigung ihres Alltags ohne Ess-Störung »noch« nicht zutrauen. Den Betroffenen sollte jedoch deutlich gemacht werden, dass das weder in der Natur ihrer Krankheit noch an der Therapiemethode liegt, sondern einzig und allein an ihrem Entschluss, mit der Krankheit weiterzuleben. Nach unserer Erfahrung ist ein derartiger Entschluss in der Regel nicht von Dauer, wenn die Tür der Therapeuten offen bleibt. Für die Behandlung von Ess-Störungen ist der Wille und die erklärte Bereitschaft zur Mitarbeit deshalb von so großer Bedeutung, weil der bei einem Schmerz oder einer Funktionsstörung vergleichbare Leidensdruck häufig fehlt. Oft drängen Eltern auf eine Behandlung. Gerade Patientinnen mit einer Bulimie haben nicht selten das Gefühl, ihr Essverhalten jederzeit ändern zu können. Jeder, der einmal versucht hat, sich das Rauchen abzugewöhnen, kennt diesen »Ab-Morgen-Vorsatz« und seine Fragwürdigkeit zur Genüge. Die Einengung des Lebens durch das süchtige Verhalten wird mancher Patientin erst in der Therapie so richtig bewusst, andererseits hinterlässt das süchtige Verhalten, wenn man es wegnimmt, ein Vakuum in der Bewältigung von Problemen.

Das zentrale Anliegen einer Behandlung von Ess-Störungen muss in der Aufdeckung und Bewältigung der zugrundeliegenden psychischen Probleme gesehen werden. Jahrelang bestehendes abnormes Verhalten kann nur in gemeinsamer Anstrengung von Betroffenen und Therapeuten angegangen werden. Wie das geschehen kann, wird in den folgenden Kapiteln dargelegt.

Dabei kommen auch die Betroffenen selbst zu Wort. Die Auszüge aus ihren Aufzeichnungen, mit denen sie die verschiedenen Stadien ihrer Therapie begleiten und zu Symptomen, einzelnen Problemen und Hintergründen ihrer Krankheit Stellung nehmen, sind ein wichtiger Bestandteil dieses Buches.

Krankheitsbilder

Magersucht

Magersucht ist eine Krankheit, die es wahrscheinlich schon immer gegeben hat. Ende des 19. Jahrhunderts wurde sie erstmals fast zur gleichen Zeit in Frankreich und England detailliert beschrieben. Magersucht verbirgt sich lange hinter allgemein akzeptierten Verhaltensweisen und favorisierten Idealen unserer Zeit. Sie äußert sich als konsequente Verwirklichung eines überall propagierten Gesundheits- und Schlankheitsideals. Die Motive abzunehmen, um besser auszusehen, selbstbewusster zu werden, »in« zu sein, sind zunächst ebenso wenig außergewöhnlich oder gar krankheitsverdächtig wie die Methoden, die zur Gewichtsabnahme eingesetzt werden.

Die Grenzen zwischen Schlankheitskuren und Magersucht sind fließend. Wenn die Gewichtsabnahme schließlich zum alles beherrschenden Lebensinhalt wird, die Betroffenen »süchtig« danach sind, immer weiter abzunehmen, wider alle Vernunft, Gesundheit und Ästhetik, spricht man von Magersucht. Nicht alle Magersüchtigen erreichen ein bedrohliches Untergewicht. Von Untergewicht sprechen wir ab einem BMI von < 17,5 (BMI = Körpergewicht (kg): Körpergröße $(m)^2$ $[kg/m^2]$). Allen Magersüchtigen gemeinsam ist die Angst, wieder zuzunehmen. Begleitend zu der Kalorienreduktion führen viele ein Kalorien verbrauchendes Körpertraining durch. Sportliche Aktivitäten wie Schwimmen, Radfahren, Joggen, Aerobic und Fitnesstraining können schließlich mehrere Stunden am Tag in Anspruch nehmen. Magersüchtige sind nicht, wie das Wort Anorexie besagt, appetitlos. Sie leiden Hunger, auch wenn sie dies nicht zugeben. Hungergefühle sind einerseits erwünscht als spürbarer Beweis, sich den gesetzten Zielen entsprechend verhalten zu haben, andererseits wird dadurch Nahrung mehr und mehr zu einer überwertigen Idee, die sich ständig aufdrängt, wesentliche Energien verbraucht und schließlich eine Auseinandersetzung mit anderen Dingen nicht mehr zulässt.

Im Verlauf der Krankheit können die meisten – es sind etwa 60 Prozent der Magersüchtigen – ihrem Hungergefühl, das bis zur Gier ausarten kann, nicht mehr länger standhalten, und sie essen nach einer Zeit des ausschließlichen Hungerns mehr, als sie sich erlaubt haben: eine Horrorvision jeder Magersüchtigen. Einige erbrechen danach, andere nehmen Abführmittel oder harntreibende Medikamente ein, meist mit steigender Dosierung. Ziel ist, dass die verbotenen Nahrungsmittel möglichst rasch wieder aus dem Körper entfernt werden, damit der zutiefst gefürchtete Fettansatz verhindert wird. Im weiteren Verlauf entwickeln sich Heißhungerattacken, die immer häufiger werden. Zunächst erscheint einigen das Erbrechen als clevere, vielleicht sogar beneidenswerte einmalige Erfindung, endlich wieder all das essen zu können, was sie sich lange Zeit versagt haben. In den für die psychiatrische Forschung maßgebenden »Diagnostischen Richtlinien der American Psychiatric Association« (Diagnostic and Statistical Manual) werden in der letzten Fassung (DSM-IV, siehe unten) zwei Typen von Kranken unterschieden: nämlich ein »restriktiver Typ« ohne regelmäßigen Essanfall, selbstinduziertes Erbrechen oder Missbrauch von Abführmitteln, harntreibenden Medikamenten oder Appetitzüglern, also die reine »Anorexia nervosa«, und ein so genannter »purging Typ«, der diese Verhaltensweisen regelmäßig zur Gewichtsregulation einsetzt.

Diagnosekriterien für Anorexia nervosa, wie sie im internationalen Klassifikationsschema DSM-IV festgelegt sind:

A Weigerung, das Körpergewicht über einer für Alter und Größe minimalen Schwelle zu halten (BMI < 17,5).
B Ausgeprägte Angst vor einer Gewichtszunahme oder davor, dick zu werden, obgleich Untergewicht besteht.
C Vorliegen von Körperschemastörungen; Selbstwertgefühl wird übermäßig durch subjektive Wahrnehmung der eigenen Figur und des eigenen Körpergewichts beeinflusst; Leugnung der Ernsthaftigkeit eines bestehenden Untergewichts.
D Amenorrhoe bei Frauen nach Eintreten der Menarche, das heißt Aussetzen von mindestens drei Menstruationszyklen.

Untertypen:

1. Asketischer Magersuchttyp (»restriktiver Typ«). Hier liegen keine »Fressattacken«, kein selbst induziertes Erbrechen oder Laxantienmissbrauch, keine Diuretikaeinnahme vor.
2. Bulimischer Magersuchttyp (»purging Typ«). Hier liegen zusätzlich zu den Magersuchtsymptomen »Fressattacken« und selbstinduziertes Erbrechen, Missbrauch von Laxantien (Abführmitteln) oder Missbrauch von Diuretika (harntreibenden Medikamenten) vor.

Patientinnen berichten:

»Ab meinem vierzehnten Lebensjahr kannte ich jedes Model. Die Zeitschriften ›Vogue‹, ›Elle‹, ›Marie-Claire‹ und ›Cosmopolitan‹ waren meine Lieblingslektüre. Ich kaufte sie sofort, wenn sie auf den Markt kamen. Mein Hauptinteresse galt der Größe, dem Gewicht und anderen Körpermaßen der Models, denn mein Ziel war es, dünner als das dünnste Model und mindestens ebenso selbstbewusst und cool zu werden. Ich hungerte wie besessen, und wenn ich nicht ebenso besessen für die Schule lernte, trieb ich mindestens zwei bis drei Stunden Leistungssport, um die wenigen Kalorien, die ich zu mir nahm, möglichst schnell wieder abzubauen. Anfänglich wurde ich bewundert, auch von meinen Eltern, dann aber versuchten sie alles, um mich wieder zum Essen zu bewegen. Ich aber ließ mich durch nichts und niemanden von meinem Weg abbringen. Erst nach sechs Jahren Magersucht, wenn ich zurückblicke, einer schrecklichen Zeit, in der ich eingeengt, isoliert und einsam nur für meine Bauchkuhle und meine Oberschenkel gelebt habe, war ich bereit, mir helfen zu lassen.«

»Ich dachte Tag und Nacht an Essen und gönnte mir dennoch nichts. Längst waren alle Nahrungsmittel in erlaubte und verbotene eingeteilt, und ich träumte davon, was ich einmal essen würde, wenn ich noch mehr abgenommen hätte. Aber der Tag kam nie, obwohl ich nur noch Haut und Knochen war. Meine größte Angst und Sorge war, einmal die Kontrolle zu verlieren, aber dank meiner eisernen Disziplin ist mir dies niemals passiert.«

»Ich habe mit 16 Jahren angefangen zu hungern. Nach vielen erfolglosen Diätversuchen in den Jahren zuvor schaffte ich es schließlich, innerhalb kurzer Zeit 15 Kilo abzunehmen. Das machte mich so glücklich, daß ich auf gar keinen Fall mit dem Hungern aufhören wollte. Das Hungern machte mir Spaß und fiel mir nicht schwer. Der Genuss jeden Tag auf der Waage, wenn ich abgenommen hatte, war größer als jede Qual. Ich ernährte mich ausschließlich von zwei Äpfeln und einem halben Liter fettarmer Milch, die ich mit Süßstoff trank. Auch als ich mein Traumgewicht von 38 Kilo erreicht hatte, hörte ich noch nicht auf. Ich wusste, dass andere erbrachen, um abzunehmen. Ich habe das niemals versucht, weil ich viel zu stolz darauf war, dass ich so etwas nicht nötig hatte. Ich fühlte mich stärker als die, die versuchten, durch Diäten abzunehmen.«

»Mein Vater brüllte und tobte, dann wieder flehte er mich an, endlich aufzuhören mit dem Hungern. Seine Hilflosigkeit hat mich irgendwann gerührt, und ich aß mehr als das, was ich mir vorgenommen hatte, ihm zuliebe. Das Völlegefühl danach war so grauenhaft, dass ich auf die Toilette rannte und mir den Finger in den Hals steckte. Meine Eltern wunderten sich, dass ich wieder normal aß und trotzdem weiter abnahm. Es gelang mir fast drei Jahre, mein Erbrechen vor ihnen zu verbergen.«

»Ich werde den Tag nie vergessen, an dem mein Vater abfällig zu mir sagte, dass ich dicker sei als meine Mutter. Ich beschloss, dem ein Ende zu setzen, und fing an, radikal zu hungern. Gleichzeitig steigerte ich meine sportlichen Aktivitäten, bis ich schließlich drei Stunden am Tag joggte. Ich nahm rasant ab, und meinem Vater verging Hören und Sehen. Er bat mich, mehr zu essen, er beschimpfte mich, tobte und drohte schließlich damit, mir mein Pferd wegzunehmen. Ich fühlte mich erpresst, dennoch blieb mir kein anderer Weg, als zumindest vor meinen Eltern mehr zu essen. Ich war total verzweifelt und wusste keinen Ausweg mehr, bis mir eine Freundin erzählte, dass sie eine perfekte Möglichkeit gefunden hätte, trotz des Essens schlank zu bleiben. Sie erbrach nach jeder Mahlzeit. Zuerst fand ich dieses Verhalten total abstoßend, aber dann entschloss ich mich, das Gleiche zu tun, und es gelang mir auf Anhieb. Mein Vater war zufrieden, und ich war es auch. Das war der Anfang meiner Bulimie.«

Bulimie

Bulimie bedeutet so viel wie Stier- oder Ochsenhunger. In der Fachsprache wird die Störung als Bulimia nervosa bezeichnet und im Deutschen Ess-Brech-Sucht genannt. Da ein Teil der Magersüchtigen im Verlauf ihrer Erkrankung eine Bulimie entwickeln, ist diese Form der Ess-Störung im Zusammenhang mit Magersucht (Anorexia nervosa) seit langer Zeit bekannt. Noch Anfang der siebziger Jahre betrug der Anteil der anorektischen Patientinnen, die ein bulimisches Verhalten entwickelten, weniger als 25 Prozent, zehn Jahre später schon mehr als 50 Prozent, und heute besteht Grund zu der Annahme, dass sich dieser Anteil auf 60 Prozent erhöht hat.

Die Diagnosekriterien für Bulimia nervosa nach dem Klassifikationsschema DSM-IV lauten:

A Wiederholte Episoden von »Fressattacken«, die charakterisiert sind durch
   1. Essen in relativ kurzer Zeit und
   2. das Gefühl, während der Episode die Kontrolle über das Essen zu verlieren.

B Wiederholt unangemessene Verhaltensweisen zur Gegensteuerung einer Gewichtszunahme, wie zum Beispiel Einnahme von Laxantien oder Diuretika, Fasten, exzessives Maß an Körperaktivität.

C Die »Fressattacken« und unangemessenen gegensteuernden Maßnahmen erfolgen mindestens zwei Mal pro Woche über drei Monate.

D Das Selbstwertgefühl ist übermäßig durch die subjektive Wahrnehmung der eigenen Figur und des Körpergewichts beeinflusst.

E Die Störung erfolgt nicht ausschließlich während einer Episode von Anorexia nervosa.

Zwei spezifische Untertypen von Bulimia nervosa werden unterschieden:

1. Bulimia nervosa mit Erbrechen oder Laxantien- bzw. Diuretikaeinnahme (»purging Typ«) und
2. Bulimia nervosa, ausschließlich verbunden mit Fasten, Diät oder exzessiver körperlicher Bewegung, doch ohne Erbrechen oder Missbrauch pharmakologischer Substanzen (»non-purging Typ«).

Die Bulimia nervosa ist gekennzeichnet durch regelmäßig wiederkehrende, von den Patientinnen selbst als Kontrollverlust erlebte Heißhungerattacken. Die Nahrungsmengen, die dabei verschlungen werden, nehmen stetig zu und können schließlich unvorstellbare Ausmaße annehmen. Hochkalorische, leicht kau- und schluckbare, vor allem süße und fettige Nahrungsmittel werden bevorzugt zugeführt. Diesen Ess-Fress-Anfällen folgen selbst herbeigeführtes Erbrechen, der Missbrauch von Abführmitteln und harntreibenden Medikamenten, rigoroses Fasten, unterstützt von Appetitzüglern. Viele entwickeln eine Hyperaktivität oder treiben extrem viel Sport, um einer drohenden und gefürchteten Gewichtszunahme vorzubeugen. Eine Variante zu den typischen Ess- beziehungsweise Fressanfällen ist das Kau-Schluck-Syndrom. Die Nahrung wird gekaut und nicht hinuntergeschluckt, sondern wieder ausgespuckt.

Bei allen individuellen Unterschieden in Bezug auf Ausmaß, Häufigkeit und auslösende Faktoren der Heißhungerattacken sind die Betroffenen ausnahmslos krankhaft besorgt um Figur und Körpergewicht bei gleichzeitigem Drang, Nahrung in großen Mengen zu verschlingen. Die panische Angst vor einer Gewichtszunahme haben bulimische Frauen mit magersüchtigen gemeinsam. Anfänglich sind sie davon überzeugt, ihren Kontrollverlust, dessen sie sich, wie bereits erwähnt, durchaus bewusst sind, durch scheinbar schlaue Tricks wie Erbrechen und Abführmittel wieder wettmachen zu können, was aber keinesfalls zutreffen muss. Bei den meisten kommt es trotz Erbrechen und Abführmittelmissbrauch über kurz oder lang doch zu einer Gewichtssteigerung. Die damit verbundenen Stimmungsschwankungen sind nicht nur charakteristisch für bulimisch Kranke, sondern sie sind auch der Motor, der den Teufelskreis immer wieder in Gang setzt und die Chronifizierung der Krankheit mit allen Gefahren vorantreibt.

Die Frauen sind sich der Abnormität ihres Essverhaltens bewusst. In den Phasen des anfallartigen Essens werden sie oft von depressiven Gefühlen niedergedrückt und neigen zu einer gefährlichen Selbstabwertung.

Üblicherweise finden die Fressattacken heimlich statt. Die Nahrungsmittel werden versteckt und gehortet und erst gegessen, wenn niemand zu Hause ist. Einige benutzen weder Geschirr noch Messer und Gabel, breiten Zeitungspapier auf dem Fußboden aus, essen aus Tüten und trinken aus Pappbehältern und Flaschen. Von Tischsitten kann keine Rede mehr sein. Die bulimisch Kranken verschlingen in kürzester Zeit riesige Nahrungsmengen. Sie beißen in Kuchen, Schokolade, Butter, Käse und Wurst und trinken dazu Unmengen Flüssigkeit. Bei anderen laufen die Fressattacken ritualisiert ab. Diese nehmen dann häufig mehrere Stunden in Anspruch, und die Atmosphäre wird dabei so angenehm wie nur irgend möglich gestaltet. Für einige scheinen Genuss und Beruhigung mit dem Essanfall einherzugehen, andere verschlingen die Nahrung ohne jegliche Geschmacksempfindung. Sie haben kein Sättigungsgefühl, höchstens Bauchschmerzen in Verbindung mit der Angst zu platzen.

Der Essanfall wird beendet durch Erbrechen oder Abführen; es folgen lange Fastenperioden mit Hilfe von Appetitzüglern. Nicht wenige wiegen sich unmittelbar nach dem Erbrechen, um ihr Gewicht oder sogar die Gewichtsabnahme zu kontrollieren. Viele versuchen, nach dem Essanfall zu schlafen. Üblicherweise findet das Erbrechen, ebenso wie die Heißhungerattacken, in aller Heimlichkeit statt. Es gibt aber auch Patientinnen, die mit dem Erbrechen gezielt darauf hinweisen wollen, dass etwas nicht in Ordnung ist. Sie erbrechen in Blumentöpfe, auf Sessel, aus dem Fenster, in Eimer, die sie im Zimmer oder auf dem Balkon stehen lassen, in Plastiktüten, die sie in Schränken verstecken oder in der Wohnung verteilen, so dass die Angehörigen damit konfrontiert werden müssen.

Welche Nahrungsmittel bei den Fressanfällen verwendet werden, hängt davon ab, wie viel Geld den Betroffenen zur Verfügung steht, ob sie zum Beispiel noch zu Hause leben oder nicht. Manche versuchen, die Schuldgefühle, die sie wegen des Erbrechens haben, dadurch abzubauen, dass sie nur billige Nahrung essen wie Nudeln und Pfannkuchen, aus Mehl, Zucker und Leitungswasser zubereitet. Einige verschlingen auch ungenießbare Lebensmittel, zum Beispiel Gefrorenes, Obstschalen, Nahrungsreste anderer oder auch Hundefutter, weil es billiger ist. Bei nicht wenigen führen die Essanfälle schließlich zu massiven finanziellen Schwierigkeiten, und sie beginnen irgendwann zu stehlen, um ihr Verlangen befriedigen zu können.

Nicht nur wegen der Diebstähle ist bei einigen bulimischen Frauen der soziale Abstieg vorprogrammiert. Einige machen Schulden, brechen irgendwann ihre Ausbildung ab beziehungsweise gehen nur noch sporadisch ihren beruflichen Verpflichtungen nach und werden schließlich arbeitslos. Während die Heißhungerattacken zunächst meist erst am Abend oder auch nachts und an den Wochenenden stattfinden, anfänglich aufgrund bestimmter Emotionen wie Angst, Traurigkeit, Ärger, Enttäuschung, Kränkung, Langeweile und Einsamkeit, können sie irgendwann zum absoluten Lebensmittelpunkt werden, dem alles andere untergeordnet wird. Je mehr Raum die Heißhungerattacken einnehmen, umso mehr ziehen sich die Betroffenen von ihrer Familie und von Gleichaltrigen zurück, werden immer einsamer und leben schließlich isoliert und einzig und allein konzentriert auf ihre Fressanfälle. Essen ist zur Droge geworden, für nicht wenige der Einstieg in Alkohol- oder Drogenmissbrauch. Manche Betroffene leben in Promiskuität.

Nicht wenige Patientinnen leiden im Verlauf der Krankheit unter Konzentrations- und Schlafstörungen und werden mit steigendem Selbsthass immer depressiver und apathischer, manche sind sogar selbstmordgefährdet.

Natürlich sind nicht alle Verläufe gleich. Es gibt Frauen, die über viele Jahre Heißhungerattacken nur in Stresssituationen als Bewältigungsstrategie einsetzen und durchaus symptomfreie Phasen haben, wie zum Beispiel im Urlaub.

Alles in allem ist die Bulimia nervosa eine ernst zu nehmende psychosomatische Erkrankung mit Neigung zur Chronifizierung und zum Übergang in andere psychische Erkrankungen. Sie ist ein hochkomplexes Geschehen, bei dem die Heißhungerattacken nur die Spitze eines Eisberges sind. Nicht selten ist sie von anderen psychischen Störungen begleitet, wobei Depressionen, Persönlichkeitsstörungen, Angstattacken sowie Alkohol- und Drogenmissbrauch die größte Rolle spielen. Für die Behandlung von Ess-Störungen können diese begleitenden Krankheiten eine schlechte Prognose bedeuten. Andererseits verschwinden mit Besserung der Ess-Störung manchmal Symptome einer Depression ohne spezifische Behandlung.

An Ess-Störungen erkranken überwiegend Mädchen und junge Frauen des zweiten und dritten Dezenniums. Nur 5 bis 10 Prozent der Erkrankten sind Männer. Angaben zur Häufigkeit von Ess-Störungen in der Bevölkerung sind nicht sehr zuverlässig, da die Datenerhebungen und die Anwendung von Diagnosekriterien unterschiedlich gehandhabt werden. Vor allem bei der Bulimie ist der Übergang zu üblichem Essverhalten fließend. Bei Mädchen und jungen Frauen rechnet man mit einer Krankheitshäufigkeit bei der Bulimia nervosa zwischen 3 und 5 Prozent im Vergleich zu 0,5 bis 1 Prozent bei der Anorexia nervosa. Es hat den Anschein, als ob Ess-Störungen in unserer Zeit häufiger aufträten. Eine Untersuchung in Dänemark hat aber zumindest für die Bulimie keine Zunahme seit 1980 nachweisen können. Ohne Zweifel wird den Ess-Störungen schon seit Jahren ein erhöhtes Interesse in den Medien und damit auch in der Bevölkerung entgegengebracht. Damit kommen sicher mehr gefährdete und erkrankte junge Frauen zu Diagnostik und Therapie als etwa in den fünfziger bis siebziger Jahren.

Ess-Störungen galten früher als typische Erkrankungen in den oberen sozialen Schichten. Durch neuere Untersuchungen kann ein derartiges sozioökonomisches Verteilungsmuster nicht mehr belegt werden. Ein erhöhtes Risiko, eine Ess-Störung zu entwickeln, besteht offenbar bei einigen Berufsgruppen wie Models, Tänzerinnen und Leistungssportlerinnen.

Wie an Bulimie erkrankte junge Frauen ihren Heißhunger und die damit verbundenen Symptome erleben, geht aus den folgenden Aufzeichnungen hervor:

»Nach Jahren, in denen ich nur gehungert hatte, bekam ich auf einmal einen riesigen Heißhunger und fraß alles in mich hinein, was ich finden konnte. Danach hasste ich mich und hatte eine wahnsinnige Wut. Aus Trotz verschlang ich zusätzlich noch drei Tafeln Schokolade, obwohl ich längst genug hatte, und die kamen mir plötzlich hoch, einfach so. Ich lief aufs Klo, beugte mich darüber, und alles kam wieder heraus. Mit einem Schlag war das Völlegefühl weg, und ich fühlte mich pudelwohl, rein und leer. So fing es an. Es war auch für mich wie eine Erleuchtung. Ich musste nicht mehr hungern, ich konnte essen und wurde trotzdem nicht dick. Das Erbrechen war für mich ein Kinderspiel und machte mir nichts aus.

Von nun an hungerte ich tagsüber, und am Abend fraß ich alles, was mir in die Finger kam, meist heimlich in meinem Zimmer, wenn schon alle schliefen. In kurzer Zeit besaß ich Unmengen süßes Zeug, Süßigkeiten quollen aus allen Ecken, und ich hatte eine fast hämische Freude, dabei an meine Mutter zu denken, die uns als Kindern immer verboten hatte, Süßigkeiten zu essen. Ich gab mein ganzes Geld für Süßigkeiten aus, und als das nicht mehr reichte, fing ich an zu stehlen. Auch dabei hatte ich ein wahres Lustgefühl meinen so hochanständigen Eltern gegenüber, für die Stehlen abgrundtief verwerflich war. Ich stahl mit Genuss, und ich fraß mit Genuss. Schließlich wurde es ein richtiges Ritual. Ich stahl in verschiedenen Supermärkten. Erwischt wurde ich nie, obwohl ich immer dreister wurde. Mir war nicht klar, was ich als lustvoller empfand, das Stehlen, das Fressen, das Kotzen oder meine Rachegefühle.«

»Ich sah mir einen Film im Fernsehen über Magersucht und Bulimie an. Dabei kam mir die Idee, auch einmal zu erbrechen. Es gelang mir auf Anhieb, und ich erbrach ein halbes Jahr fast jede Mahlzeit. Als meine Eltern das bemerkten, waren sie schockiert und entsetzt. Ich versprach ihnen alles, was sie wollten, aber es wurde nur noch schlimmer: Lügen, Heimlichkeiten, Spannungen. Tagsüber aß ich nur noch Gemüse, Obst und Joghurt, nachts häuften sich immer schlimmere Fressanfälle. Schließlich erbrach ich nur noch in öffentlichen Toiletten, damit meine Eltern nichts merkten. Dann entdeckte ich die Möglichkeit, Abführmittel einzunehmen. Mein Leben bestand zum Schluss nur noch aus Hungern, Fressen, Erbrechen, Abführmitteln und öffentlichen Toiletten. Meine Eltern zwangen mich zur Therapie, aber sie brachte nichts, weil ich sie nicht wollte.«

»Anfänglich stopfte ich mich mit Süßigkeiten voll, wenn ich eine Niederlage erlitten hatte. Manchmal aß ich dann so lange, bis ich fast platzte. Danach hatte ich ein wahnsinnig schlechtes Gewissen und fühlte mich erst recht als Versagerin. Eines Tages hatte ich wieder einmal zu viel gegessen. Mir war kotzübel und hundeelend. Ich konnte mich kaum noch bewegen, geschweige denn fühlen. Ich erbrach zum ersten Mal. Danach fühlte ich mich wie befreit, nicht mehr voll, sondern leer. Vor allem war die Vorstellung einmalig gut, innerhalb kürzester Zeit all das wieder losgeworden zu sein, was ich sonst nur mit qualvollem Hungern geschafft hätte.«

»Meine Eltern stritten sich, solange ich denken kann. Ich war Einzelkind und stand zwischen beiden. Ich verstand meine Mutter und verstand meinen Vater. Ich versuchte zwischen beiden zu schlichten, aber es half alles nichts. Ich suchte meinen Trost im Essen. Essen wurde zu meinem einzigen Halt. Vor allem Süßigkeiten brachten mir Geborgenheit und Schutz. Nach 20 Kilo Gewichtszunahme war ich so verzweifelt, dass ich anfing, Abführmittel in großen Mengen einzunehmen, zunächst täglich, dann nach allem, was ich aß.

Nach dem Abitur ging ich von zu Hause weg und erhoffte mir davon vieles. Aber in München wurde alles nur noch schlimmer. Zwischen den Vorlesungen rannte ich von einer Bäckerei in die andere und stopfte mich mit warmen, süßen, weichen Sachen voll. Sie waren und blieben mein ein und alles. Ich wurde immer dicker, erbrach schließlich mehrmals am Tag, nahm zusätzlich Abführmittel ein. Schließlich trank ich auch noch Alkohol, um besser erbrechen zu können.«

»Früher freute ich mich, wenn Freunde völlig unangemeldet hereingeschneit kamen. Dann allerdings ließen sich diese Besuche nicht mehr mit meiner heimlichen Sucht vereinbaren. Entweder öffnete ich gar nicht erst die Haustür, oder ich schickte die Leute unter irgendeinem Vorwand wieder weg. Ich musste mir alle Mitmenschen irgendwie vom Leib schaffen, um ungestört essen zu können und endlich nur für mich allein da zu sein.

Bei meiner ersten Heißhungerattacke aß ich eine Tafel Schokolade und zwei Stück Kuchen. Das fand ich ungeheuerlich viel. Später spürte ich nach vier bis fünf Tafeln Schokolade noch gar nichts. Die Mengen steigerten sich drastisch. Ich benötigte vier Flaschen Mineralwasser, einen Liter Milch und bis zu fünfzehn Trinkbecher starken Kaffee, um besser erbrechen zu können. Oft hatte ich so entsetzliche Schmerzen, dass ich Angst hatte, mein Bauch würde zerplatzen, und ich konnte nur noch wie eine alte Frau auf die Toilette wanken.«

»In der Regel fanden meine Fressorgien am Abend statt, am Wochenende bis zu drei Mal täglich. Die Vorbereitung erfolgte von langer Hand. Ich tat alles, um einen möglichst störungsfreien Fressanfall absolvieren zu können. Einkaufen geschah auf Vorrat mit der Sorgfalt einer Hauswirtschafterin. Zu schrecklich war meine Erinnerung an frühere Anfälle, bei denen ich mit zitternden Fingern im Bäckerladen stand und voller Hass alle Kunden verfluchte, die vor mir an der Reihe waren und sich zu allem Überfluss auch noch mit der Verkäuferin über Belanglosigkeiten unterhielten. Meine Aggressionen hatten mich so erschreckt, und die bebende Sucht war so demütigend gewesen, dass ich nur noch geplante Einkäufe mit ausreichender Zeit tätigte. Sie waren bereits ein Bestandteil des gesamten ruhigen Ablaufes meines geplanten Fressens.

Nach der Rückkehr von der Arbeit bereitete ich die Orgie vor. Ich verspürte zu diesem Zeitpunkt noch keinen Heißhunger. Als ersten Gang aß ich eine große Schüssel Eissalat mit Maiskörnern. Ich hielt das für ein gesundes Essen, das lange in mir sein durfte. Und der Salat war mir beim späteren Erbrechen ein Indikator dafür, dass ich genug wieder herausgebracht hatte. Die Vorbereitung des zweiten Ganges musste bereits schneller erledigt sein. Entweder bestrich ich sechs bis zehn Brötchen und belegte sie mit Käse, Wurst oder Majonäse, oder ich verteilte Brötchenhälften, Frühlingsrollen und Frikadellen auf dem Backblech. Der dritte Gang war durchweg eine eintopfartige Masse, deren Zutaten je nach Lust, Vorrat oder Resten wechselten. Nudeln waren immer Bestandteil. Bisweilen bereitete ich ein Nudelgericht mit separater Soße zu, jedoch störte mich dabei schon der Aufwand, weil ich aus zwei Töpfen schöpfen musste, wenn ich aß.

Während der Fressorgie musste alles wenig aufwändig, nicht anstrengend, wie von selbst gehen. Hätte mich die Anwesenheit eines Dritten nicht gestört, wäre ich am liebsten bedient worden. Der Ablauf durfte nicht unterbrochen werden. Die Vorbereitung war so vollendet getimt, dass nach dem Essen des ersten Ganges sofort der zweite Gang fertig war und nach dessen Verzehr der dritte. Wenn etwas Unvorhergesehenes passierte, ein Gericht anbrannte oder nicht gar wurde, war das eine Katastrophe für mich. Ich verzehrte zwar die verdorbenen oder halbgaren Lebensmittel, wurde darüber jedoch so unglücklich, dass ich entweder den Rest des Abends weinte oder in kurzen Abständen eine weitere Orgie veranstaltete.

Eine wichtige Voraussetzung für meine Fressorgien war, zumindest leicht betrunken zu sein. Ich kann mich nur an wenige Fälle erinnern, in denen ich nüchtern einen Fressanfall hatte. Diese empfand ich auch als besonders schlimm. Wiederum bestimmte auch der Grad meiner Betrunkenheit, wann ich zu essen begann. Ich mochte es nicht, wenn die Betäubung durch den Alkohol zu stark wurde. Beim Essen lief immer der Fernseher. Gleichzeitig las ich dabei vorzugsweise Zeitschriften wie ›Essen & Trinken‹ oder ›Der Feinschmecker‹. Mir fiel früh auf, dass ich weder vom Bildschirm noch aus der Zeitschrift etwas aufnahm, dennoch empfand ich es als Unglück, als einmal mein Fernseher mitten in einer Fressorgie kaputtging und der ewig gleiche Ablauf dadurch gestört wurde.

Wenn ich zu essen begann, hatte ich oft ein großes Glücksgefühl. Ich wusste, dass jetzt alles Anstrengende vorbei war und die nächsten zwei Stunden nur Ruhe bedeuten würden. Das Wissen um das spätere Erbrechen konnte das Glück nicht trüben. Ich aß recht genussvoll, trank einen Liter Milch dazu, bis ich nicht mehr konnte. Mit dem Erbrechen ließ ich mir Zeit. Manchmal saß ich nach dem Essen noch eine halbe Stunde am Tisch, rauchte eine Zigarette und genoss das Gefühl unendlicher Ruhe, die mein prall gefüllter Bauch und der Alkoholrest mir verschafften.

Das Erbrechen nahm mir dieses Gefühl wieder, dennoch empfand ich es als befreiend und erlösend. Mir schien, als spuckte ich mit meinem Essen den ganzen Tag heraus. Meinen Essplatz, den Herd, die Küche und das Geschirr säuberte ich nur selten, und dann auch nur so, dass meine Vorbereitungen ungestört vonstatten gehen konnten, oder wenn sich auf

Tellern oder an Topfrändern Schimmel bildete. Oft aß ich mehrere Wochen von demselben, immer ungespülten Teller.«

»Für meine Fressanfälle wählte ich bestimmte Nahrungsmittel aus. Ich verwendete viel Zeit darauf, sie im Supermarkt genau auszusuchen, und überlegte oft lange, was ich jetzt im Moment gerade gern essen wollte. Qualitativ waren es meist sehr gute Produkte, obwohl ich wusste, dass die Nahrungsmittel sowieso gleich in der Toilette landeten. Ich kaufte niemals minderwertige Produkte ein. Ich bevorzugte Süßigkeiten, Kuchen, Kekse, frisches Brot, sahnige Quarkspeisen mit Müsli-Knusperzubereitung.

Zu Beginn eines Anfalls versuchte ich, das Essen noch zu genießen und langsam zu essen. Meist las ich dabei in irgendwelchen Modemagazinen. Nach und nach aber verlor ich immer mehr die Kontrolle und schlang das Essen immer hastiger in mich hinein. Irgendwann stand ich auf und machte mich voller Hast über die nächste Speise her. Ich spürte ein immer heftigeres Pochen im Kopf und aß immer noch hastiger. Anstatt aufzuhören und das auszuhalten, fraß ich immer weiter. Ich schmeckte längst nichts mehr. Aber nun war es wie ein Zwang. Ich musste alles, was da war, in mich reinschlingen: Wenn alle Süßigkeiten verschwunden waren, noch einige Scheiben Brot mit extra viel Erdnussbutter und Honig, damit es mir so richtig schlecht wurde und danach das Kotzen einfacher ging. Nach der Prozedur beseitigte ich alle Spuren und konnte jedes Mal gar nicht glauben, dass ich so riesige Nahrungsmengen in mich hineingefressen hatte.«

»Es ist mir über Jahre gelungen, vor meinen Angehörigen meine Bulimie zu verbergen. Ich glaube, sie wären alle aus allen Wolken gefallen, wenn sie auch nur ein einziges Mal mitbekommen hätten, was ich an Nahrungsmengen in mich hineinschlang, wie unästhetisch es dabei zuging und wie grässlich ich nach dem Erbrechen aussah. Während eines Fressanfalles nahm ich selbstverständlich das Telefon nicht ab und ließ niemanden herein. Danach verwischte ich alle Spuren sorgfältigst, ich duschte, wusch meine Haare, schminkte mich und machte, wie üblich, auf meine Umwelt einen perfekten und untadeligen Eindruck.«

Binge-Eating-Störung

Alles, was bisher über bulimisches Verhalten im Zusammenhang mit der Magersucht und Bulimie gesagt wurde, gilt auch für die Binge-Eating-Störung, mit Ausnahme kompensatorischer Maßnahmen nach zuviel Nahrungszufuhr. Das bedeutet, dass Menschen mit einer Binge-Eating-Störung einen steigenden BMI haben und schließlich übergewichtig werden.

»Als ich in die Pubertät kam, merkte ich, dass sich meine Figur veränderte, ich fand mich dick, fett, hässlich und alle anderen Mädchen in meiner Klasse hingegen schön und schlank. Außerdem fühlte ich mich im Schatten meiner besten Freundin, die riesigen Erfolg bei Jungen hatte. Mit 13 begann ich an meiner Figur zu arbeiten. Nichts faszinierte mich mehr, als Diäten aus Zeitschriften auszuprobieren. Und ich hatte Erfolg, und nahm ab. Jeder fand das ganz toll.

Aber ich konnte mein Hungern nicht lange einhalten. Irgendwann bekam ich einen wahnsinnigen Heißhunger auf alles Süße, auf alles, was ich mir in den letzten Monaten verboten hatte, und ich fraß immer größere Mengen in mich hinein und nahm zu. Immer mehr überschritt ich mein Gewicht, das ich vor dem Hungern hatte. Ich wurde immer dicker und fetter, und alles war mir schließlich egal. Auf einmal hatte ich 30 kg zugenommen, ich versuchte weniger zu essen, was mir aber nicht gelang.«

»Schon als Kind wurde ich aufgezogen, weil ich dicker war als andere Kinder. Schon damals investierte ich mein ganzes Taschengeld in Süßigkeiten. Obwohl meine Mutter es nicht gern sah, sagte sie nie etwas. Sie aß selber viele Süßigkeiten, und bei uns lag überall etwas davon herum. Je mehr ich mich in der Schule unwohl fühlte und von Gleichaltrigen nicht akzeptiert wurde, desto mehr suchte ich Trost bei meinen Süßigkeiten. Hatte ich einmal abgenommen, nahm ich sofort wieder zu, und so ging das hin und her über viele Jahre.

Von einem bestimmten Zeitpunkt an war mein Leben dann nur noch beherrscht von dem Gedanken, abnehmen zu müssen. Ich war hin- und hergerissen zwischen meinem Aussehen und der Gier nach Süßigkeiten. In einer Klinik nahm ich schließlich ab. Danach aß ich einige Wochen nur noch saure Gurken und Zwiebeln, bis ich es nicht mehr aushielt und wieder in mich hineinfraß, was ich bekommen konnte. Bevorzugt das, was verboten war. Ich schmierte ganz dick Butter auf die Brote, Marmelade und Honig, aß ganze Kuchen, ich kaufte und fraß Süßigkeiten und rechnete nur noch in Schokoladeneinheiten. An Wochenenden kaufte ich an Tankstellen ein, egal, ob es dort doppelt so teuer war oder nicht. Ich wurde immer nervöser und hektischer, und oft fing ich schon unterwegs an zu fressen.«

»Tagsüber nahm ich außer Unmengen schwarzen Kaffee mit Süßstoff nichts zu mir. Spätestens am Nachmittag wurde ich von dieser komischen Unruhe und dem grauenhaften Leeregefühl überfallen. Ich überlegte dann stundenlang, wie ich an etwas Essbares herankommen könnte. Ich war unfähig, an irgendetwas anderes zu denken oder mich auf etwas anderes zu konzentrieren. Erst wenn ich mir Essen besorgt hatte, entweder gestohlen oder gekauft, war ich zufrieden. Nach vielen Jahren, in denen ich täglich meine Fressanfälle hatte, fühlte ich mich ausgebrannt, leer und einsam.«

»Ich habe sechs Jahre lang ein Doppelleben geführt, was für mich heute kaum noch vorstellbar ist. Alles drehte sich um meine abendlichen und nächtlichen Orgien, die drei bis vier Stunden dauerten. Sie waren jahrelang mein großes Geheimnis, von dem niemand etwas geahnt hat. Tagsüber habe ich nichts gegessen, tagsüber war ich diszipliniert, gepflegt, immer bestens angezogen und perfekt geschminkt. Ich trat selbstbewusst, fast arrogant auf und wurde nicht nur von meiner Familie, sondern auch von Bekannten und an der Uni als beneidenswerte, selbstbewusste Frau eingestuft. Schon im Supermarkt, am Spätnachmittag, habe ich oft gedacht, wenn mich jetzt jemand sehen würde, der mich kennt. Schon da musste ich mich zusammenreißen, nicht wegen meiner unsagbaren Hektik, Gier und Zerfahrenheit aufzufallen, aber wehe, wenn ich nach Hause kam. Dann ließ ich endgültig alle meine Hüllen fallen, dann wurde ich zu einem triebhaften, abstoßenden Wesen, das wie in Trance alles in sich hineinstopfte, was ihm unter die Finger kam, bis nichts mehr übrig blieb, dazu lief grundsätzlich der Fernseher, und irgendwann rannte ich, zum Platzen voll, auf die Toilette, um zu erbrechen. Danach fiel ich, oft noch angezogen, in einen Tiefschlaf, aus dem ich oft erst nachts um drei oder um vier Uhr morgens erwachte.«

Ursachen

Das Alter der jungen Mädchen und Frauen, die an Magersucht und Bulimie erkranken, liegt zwischen 12 und 24 Jahren, was aber keineswegs heißt, dass es Ess-Störungen nicht auch in jüngeren und älteren Jahren gibt.

Vor gut hundert Jahren soll Magersucht sowohl in England als auch in Frankreich epidemieartig aufgetreten sein. Schon damals wurden psychische Einflüsse und die Bedeutung der Familie als wichtige Faktoren bei der Entstehung der Magersucht hervorgehoben. Trotz eines großen Aufwands an Forschungsaktivitäten kann die Entstehung von Ess-Störungen bis jetzt nicht mit einem einfachen Modell und schon gar nicht mit monokausalen Konzepten erklärt werden. Es herrscht vielmehr die Meinung vor, dass für die Entstehung von Ess-Störungen ein Bündel von Ursachen, darunter biologische (genetische) Faktoren, verantwortlich gemacht werden müsse. Drei weitere Bereiche haben therapeutische Bedeutung:

1. Soziokulturelle Faktoren
2. Familiäre Einflüsse
3. Individuelle Voraussetzungen

Soziokulturelle Faktoren

Ess-Störungen unterliegen dem starken soziokulturellen Einfluss des Schlankheitsideals, das seit etwa dreißig Jahren ständig als Weg zu einem Glück verheißenden und erfolgreichen Leben angepriesen wird. Millionen junger Mädchen und Frauen versuchen, mit Hilfe von Diätvorschlägen in Zeitschriften, die zur favorisierten Lektüre geworden sind, ihrem Traumgewicht und damit Attraktivität und Selbstbewusstsein näher zu kommen. Das Streben nach Schlankheit nimmt inzwischen irreale und zerstörerische Ausmaße an. Besonders bedenklich ist, dass die Mädchen, die bemüht sind, sich durch entsprechende Diäten dem gängigen Schönheitsideal anzupassen, immer jünger werden. Eine Untersuchung in den USA hat ergeben, dass bereits 40 Prozent der acht- bis neunjährigen Mädchen Diäten einhalten.

Körperliche Bewegung ist neben Crash- und Wunderdiäten zur neuen Waffe im Kampf gegen überflüssige Pfunde geworden. Fitnesscenter, die es inzwischen wie Sand am Meer gibt, werden von vielen oft mehrere Stunden am Tag genutzt, ebenso wie immer neue Diätvorschläge, die die Massenmedien auf den Markt werfen, ausprobiert werden. Jung, schlank, durchtrainiert, dynamisch, fit, allzeit aktiv – so heißen die heute allgemein akzeptierten Persönlichkeitsmerkmale. Dem makellosen Aussehen wird in unserer Gesellschaft ein hoher Wert beigemessen, und wenn alles nichts mehr hilft, schreckt man auch vor chirurgischen Eingriffen nicht zurück.

Der Anteil der Frauen, die sich diesem Diktat unterwerfen, wird immer größer. Gleichzeitig verstärkt sich der Druck, der von unserer Gesellschaft auf Frauen ausgeübt wird. Einerseits wird von ihnen immer noch erwartet, Mutter und Hausfrau zu sein und den größten Teil der Kindererziehung und der Verantwortung für den Haushalt zu übernehmen, andererseits wird der weibliche Anspruch auf wirtschaftliche Unabhängigkeit, auf Eigenständigkeit, Erfolg und Karriere propagiert. In all ihren verschiedenen Rollen soll die Frau möglichst perfekt sein, wenn ihr an gesellschaftlicher Anerkennung liegt. Um ihren Erfolg im Berufsleben muss sie härter kämpfen als

Männer, und wenn sie gar eine Spitzenposition erreichen will, muss sie, um überhaupt eine Chance zu haben, immer besser sein als ihre männlichen Kollegen. Aber ob Hausfrau, Mutter oder Karrierefrau, grundsätzlich lautet das Gebot einer von Männern dominierten Welt, dass eine Frau schön, schlank und attraktiv sein muss.

Familiäre Einflüsse

Der Beitrag der Familie zur Entstehung und Aufrechterhaltung der Ess-Störungen wurde, wie schon erwähnt, bereits vor hundert Jahren beschrieben.

Wir glauben nicht, dass man den guten Einflüssen der Familie schlechte gegenüberstellen, eine Liste mit krankheitsfördernden Merkmalen anführen kann. Das Problem ist komplexer. Es hat nach unserer Überzeugung damit zu tun, wie Menschen – Vater, Mutter und Kinder – miteinander umgehen, wie die positiven Eigenschaften und die Werte der Familie gelebt und von einem zum anderen vermittelt werden. Wird Liebe zugemessen? Stellt Leistung ein ehernes Prinzip dar oder einen Reiz, eine Verlockung? Wird Ehrgeiz belohnt oder der Mangel an Ehrgeiz bestraft? Wesentlich ist, wie die einzelnen Mitglieder einer Familie einander wahrnehmen, ob als einmalige individuelle Personen oder als Rollenträger im Familiengefüge. Die Entpersonifizierung von Verhaltensweisen, das Regime des »man muss«, »man darf nicht«, lässt den Verdacht aufkommen, dass Rollen besonders wichtig sind, dass all die guten Eigenschaften mehr in Vorstellungen, in imaginären Verpflichtungen gründen als in persönlichen Bedürfnissen und Gefühlen. Die Orientierung einer Familie nach außen, die Anpassung an Wertvorstellungen der Gesellschaft, kann leicht zur Außensteuerung werden, bei der das Individuum zu kurz kommt und vor allem die Kinder Gefahr laufen, emotional zu verkümmern. Wenn die Erziehung sich nur nach Wertvorstellungen richtet, wie Pflichterfüllung, Leistung, Ordnung, Bildung, und wenn Zuwendung und Liebe manipulativ und dosiert eingesetzt werden, um aus einem Kind einen tüchtigen und wohlgeratenen Menschen zu machen, dann schadet Erziehung.

Familien von Essgestörten nehmen oft auf unglaublich hochmütige Weise für sich in Anspruch, alles zu besitzen oder zu repräsentieren, was gut und erstrebenswert ist, wie hohes geistiges Niveau, Ordnung, Bildung und Moral, gute Manieren und Standesgemäßheit. Dieser Anspruch stammt oft genug noch aus der Zeit der Großeltern. Er ist für alle Mitglieder der Familie bindend, aber nicht für sie als Individuen, sondern als Träger einer Rolle. Die Bedürfnisse des Einzelnen, seine Gefühle, Begabungen und Wünsche werden dabei nicht wahrgenommen. In solchen Familien herrschen meistens auch noch die alten Rollenklischees: Einen Beruf auszuüben, ist Sache des Mannes, für die Erziehung der Kinder trägt die Frau die Verantwortung. Die Ausbildung der Kinder richtet sich nach dem Prestige des Vaters. Die Methoden, mit denen diese Vorstellungen verwirklicht werden, sind subtil. Anerkennung, Liebe und Zuwendung werden zugeteilt und entzogen. Wer die Ansprüche nicht erfüllt, stört die Harmonie und muss bestraft werden, nur zu ihrem/seinem Besten.

Familien, in denen Emotionen und Schwächen keinen Platz haben, in denen Konflikte nicht ausgetragen werden, brauchen eine andere Ausdrucksform, um sich zu artikulieren. Es liegt nahe, dass Krankheiten hier eine große Rolle spielen müssen. Eine unserer Patientinnen hat einmal gesagt: Krank sein bedeutet, auf eine gesellschaftliche Art schwach sein zu dürfen. An der Spitze der Erkrankungen stehen psychosomatische Störungen, insbesondere des Magen- und Darmtraktes, sowie Migräne, zunehmend aber auch Ess-Störungen. In manchen Familien, in denen ein Kind essgestört ist, legen auch die Eltern ein sonderbares Essverhalten an den Tag: Sie essen entweder zu viel oder zu wenig; in jedem Fall nimmt auch bei ihnen das Essen größeren Raum ein, hat einen höheren Stellenwert, als es der Norm entspricht. Dick- oder Schlanksein ist in solchen Familien häufig ein wichtiges Beurteilungskriterium, sowohl was die eigene Person als auch andere Menschen betrifft. Bei Angehörigen von Bulimikerinnen finden sich außerdem häufiger Suchtkrankheiten als in der übrigen Bevölkerung.

Die Väter in den beschriebenen Familien überlassen zwar die Erziehung den Müttern, dennoch erwarten sie von ihren Kindern ausgezeichnete Manieren, tadelloses Aussehen und vor allem hervorragende Leistungen, und das, wie sie meinen, mit vollem Recht, gemessen an den finanziellen Zuwendungen, die die Kinder erhalten. Die meisten Väter sind trotz ihres sozialen Standes, ihrer guten beruflichen Stellung und ihres sicheren Auftretens Menschen mit einem leicht störbaren Selbstwertgefühl. Darum tun sie alles, um dem gängigen Klischee des starken Mannes zu entsprechen. Ihre Ideale heißen Jugendlichkeit, Dynamik, Stärke, Erfolg, Sachlichkeit und, wenn möglich, Emotionslosigkeit.

Das Selbstverständnis der Mütter beruht nicht so sehr auf ihrem Frausein wie auf ihrer Mutterrolle. Sie entsprechen damit, zumindest nach außen hin, Konventionen und Traditionen, wie sie bis zur Mitte des vorigen Jahrhunderts allgemein galten und akzeptiert waren. Viele kehren nach einem kurzen beruflichen Intermezzo an den Herd der Familie zurück, wo sie schalten und walten wie eh und je. Sie lassen sich von ihrem Ehemann ernähren und ordnen sich ihm unter, wenigstens scheint es nach außen so. Insgeheim aber herrschen sie innerhalb der Familie. Sie werden von ihren Töchtern als Manager der Familie beschrieben, als Zentrum, Schaltstelle oder Schleuse, und nicht wenige erleben sich auch selbst so, in dem Bewusstsein, dass ohne sie nichts läuft.

Die großelterlichen Herkunftsfamilien sind häufig reine Zweckgemeinschaften, die den Kindern zuliebe – und um den Schein zu wahren – nicht aufgegeben wurden. Einigen Großeltern gelingt es, nach außen so perfekt zu wirken, dass sie selbst lange Zeit daran glaubten, glücklich verheiratet zu sein. Bei anderen sind Spannungen, Resignation und Enttäuschung so stark, dass sie nicht mehr überspielt werden können und das Familienklima beherrschen.

Mit der Unzufriedenheit in der Ehe – das gilt für die Großeltern wie für die Eltern der Essgestörten – wächst die Durchlässigkeit der Grenzen zwischen den einzelnen Familienmitgliedern. Die Kinder können in die elterliche Gemeinschaft eindringen, langfristig oder auch nur kurzfristig, und wechselnde Koalitionen mit dem einen oder anderen Elternteil bilden. Die Bündnisse werden grundsätzlich im Geheimen geschlossen. Ebensowenig wie dieses Eltern-Subsystem ist das Geschwister-Subsystem als funktional zu bezeichnen. Die meisten Kinder in diesen Familien haben nicht die Chance, gemeinsam zu lernen, sich miteinander auseinander zu setzen, sich aneinander zu messen. Sie erleben keine Gemeinschaft im Sinne von Solidarität, Kameradschaft, Freundschaft oder auch einer Verbindung gegen die Eltern. Gefühle wie Eifersucht, Neid und Rivalität herrschen vor. Die Geschwister in diesen Familien bleiben sich häufig fremd und kennen sich eigentlich nicht. Die Essgestörten schließen sich häufig lange vor ihrer Erkrankung eng an die Eltern an und stehen abseits von der Geschwistergruppe.

Unsere Patientinnen berichten in ihren selbstverfassten Krankengeschichten auch über ihre Familien, zum Beispiel über deren Essgewohnheiten und Einstellung zum Essen:

»Ein ansehnliches Äußeres war meinen Eltern immer sehr wichtig. Meine Mutter hat oft, wenn irgendjemand dicker war, als sie sich das vorstellt, geäußert, wie eklig sie das findet. Gefrühstückt haben wir nie zusammen, mittags hat meine Mutter für meine Geschwister und mich gekocht, und abends aßen wir meist alle zusammen. Meine Eltern legen sehr viel Wert auf gesunde Ernährung; Weißbrot, Nudeln, Kuchen gab es bei uns nur sehr selten.

Mein Vater hat immer mal wieder Ernährungsticks, wie Trennkost, nicht frühstücken, ab 16 Uhr nur noch Obst essen und so fort. Er joggt ein- bis zweimal täglich, um fit zu sein. Mein Vater ist recht schlank, hat aber große Probleme, sein Gewicht zu halten. Vor allem für Süßes hat er eine Schwäche, und wenn er nervös ist, knabbert er ständig auf irgendetwas herum.

Meine Mutter behauptet, keine Figurprobleme zu haben, aber dennoch weiß ich ganz genau, wann sie in ihrer Jugend zu- und abgenommen hat, wie sie es gemacht hat und warum. Sie hat zum Beispiel Hüftprobleme, deshalb hat sie ein paar Kilo abgenommen, um das Gelenk zu entlasten. Jetzt wiederum hat sie wieder etwas zugenommen wegen der Hormonumstellung. Sie sagt, sie isst immer das, worauf sie eben gerade Lust hat, aber seit den letzten Jahren isst sie morgens immer nur Müsli mit Joghurt und abends höchstens irgendeinen Salat. Die Figur spielt bei ihr eine große Rolle. Sie hat uns, vor allem mir und meiner Schwester, oft erzählt, dass sie immer einen großen festen Busen und eine schlanke Taille hatte und dass sie zwar einen dicken Hintern und dicke Oberschenkel habe, aber das sei ja zu ihrer Zeit modern gewesen, und auch die Männer möchten es so. Mit Leuten, die ihrer Meinung nach zu dick sind, geht sie hart ins Gericht. Meiner großen Schwester, die bei 1,75 m 72 kg wiegt, sagt sie immer, sie solle doch etwas abnehmen und sich nicht so gehen lassen. Für meine Mutter ist Dicksein eine Vernachlässigung des Körpers. Sie hat oft gesagt, sie findet jemanden, der dick ist, genauso eklig wie jemanden, der sich nicht wäscht.

Meine große Schwester hat meiner Ansicht nach auch eine Ess-Störung, wenn vielleicht auch nicht so stark wie ich. Sie hat häufig eine Art Fressanfall, der aber nicht so extrem ausartet, da sie, obwohl sie es häufiger probiert hat, nicht erbrechen kann. Ich kam zum Beispiel einmal zu ihr, da hatte sie sich eine große Schüssel Pralinencreme gemacht und die einfach so gegessen. Früher, vor sechs Jahren, hat sie häufig Diäten gemacht und war auch dünner. Jetzt versucht sie, sich mit ihrem Gewicht abzufinden und gegen dieses superdünne Schlankheitsideal anzukämpfen. Ich glaube aber, es gelingt ihr nicht. Oft war sie sauer auf mich, weil ich durch meine Figur dieses Ideal verkörpere.

Mein Bruder hat früher gefressen wie ein Mähdrescher, aber in den letzten Jahren finde ich sein Essverhalten komisch. Manchmal isst er sehr viel, dann wieder gar nichts. Er ist auch in der Schule schon einmal umgekippt, weil er eine Woche lang nichts gegessen hat. Er betreibt zusammen mit seiner Freundin einen ziemlichen Körperkult, das heißt, er macht wahnsinnig viel Sport und hat Muskeln wie Drahtseile. Mein Bruder legt sehr großen Wert auf einen schlanken und durchtrainierten Körper und hat häufiger zu meiner Mutter gesagt, dass sie so einen fetten Hintern habe.

Wenn meine Geschwister nach Hause zum Essen kommen oder zu Weihnachten, gibt es bei uns nichts als Fressgelage, und die Stimmung am Tisch ist krass geladen. Meine beiden Geschwister sagen, dass sie bei uns zu Hause nicht entspannt essen könnten und meist auch zu viel äßen. In den letzten zwei Jahren haben wir kaum zusammen gegessen. Meine Geschwister sind ausgezogen, und ich habe immer gesagt, ich hätte in der Schule schon gegessen.

Schokolade gab es bei uns nie viel. Früher bekamen wir einen Riegel Schokolade zugeteilt, alles andere hat meine Mutter versteckt. Doch wir Kinder haben die Verstecke fast immer gefunden und die Sachen aufgegessen. Zeitweise haben wir auch für gute Noten Schokolade bekommen. Kuchen und Gebäck gab es nur selten, Weihnachtsplätzchen hat meist meine Mutter verwaltet. Sowohl ich als auch meine Schwester und mein Vater können mit Süßem nur sehr schlecht umgehen und essen, wenn was da ist, alles gleich auf. Im Großen und Ganzen gibt es bei uns nur noch gesunde und kalorienarme Sachen, oft ist nicht einmal Zucker oder Weißmehl im Haus, da meine Mutter so etwas nicht verwendet.«

»Heute bin ich längst der Überzeugung, dass meine Mutter, solange ich sie kenne, auch essgestört war. Natürlich würde sie das niemals zugeben und vehement zurückweisen. Mein Dicksein in der Pubertät war für sie das Allerletzte. Sie drangsalierte mich mit Süßigkeitenentzug und Vollwertnahrung. Und ich verfraß mein ganzes Taschengeld bei McDonald's, natürlich heimlich, bis ich anfing zu hungern, und zwar richtig. Schließlich habe ich meine Mutter überholt. Ich war besser als sie, und das war mein größter Triumph.«

»Meine Mutter isst demonstrativ wenig, wenn wir am gemeinsamen Mittagstisch sitzen, mit der Begründung, sie hätte schon beim Kochen genascht, und sie brauche nicht so viel. Ihre winzigen Portionen haben mich jahrelang irritiert, weil ich im Vergleich zu ihr viel mehr essen musste. Später hat es mich maßlos geärgert, wenn sie mir den Teller voll lud und sich selbst praktisch nichts nahm. Ich kam mir gemästet vor.«

»Meine Mutter ist der seelische Mülleimer meines Vaters. Sie kompensiert dies mit Süßigkeiten, vor allem Pralinen und Schokolade. Ich habe einmal entdeckt, dass sie ein heimliches Süßigkeitendepot in ihrem Schlafzimmer hat.«

»Meine Mutter war schlank, hat sich aber ständig als zu dick empfunden und eine Diät nach der anderen ausprobiert. Zu Hause gibt es mindestens fünfzehn Diätbücher, und meine Mutter kauft grundsätzlich nur dann eine Zeitschrift, wenn darin die tausendste neue Crash-Diät angepriesen wird. Sie sagt mindestens einmal am Tag, dass sie morgen abnehmen wird und diesmal hundertprozentig. Sie war sogar schon bei den Weight-watchers, hat aber weiter zugenommen. Meine Mutter nimmt außerdem ständig verdauungsfördernde oder hungerstillende Mittel ein. Mich regt es total auf, wenn meine Mutter von der neuesten Diät erzählt, die sie morgen machen wird, und gleichzeitig fünf Kugeln Eis in sich hineinmampft. Sie kommt mir schwach, hilflos und bemitleidenswert vor, gleichzeitig macht mich ihr Essverhalten unheimlich wütend, weil ich denke, sie hat den Grundstein für meine Ess-Störung gelegt.«

»Meine Mutter war in Bezug auf Essen immer eher gelassen. Sie selbst isst ziemlich unstrukturiert, eher zu viel, nach eigener Aussage oft aus Frust. Sie spricht ziemlich oft davon, 5 Kilo abnehmen zu wollen, und kauft sich auch zu kleine Röcke, um sich irgendwann einmal hineinzuhungern. Manchmal fastet sie auch, aber dann ist sie sehr reizbar und nimmt danach sofort wieder zu.«

»Früher war meine Mutter sehr schlank, dann hatte sie ein Alkoholproblem, und nach der Abstinenz wurde sie dick. Ich kenne sie nur übergewichtig, trotzdem hat sie eine gut proportionierte Figur. Sie isst gern in depressiven Phasen: viel Kuchen und Süßigkeiten. Zwischendurch hat sie immer wieder Diäten gemacht nach allen möglichen Vorlagen, jedoch ohne langfristigen Erfolg. Ich weiß, dass sie immer nur für meinen Vater und mich abnehmen wollte. Heute akzeptiert sie ihre Pfunde. Früher litt sie sehr unter den Angriffen meines Vaters. Ich glaube, heute sind sie ihr egal.«

»Mein Vater ist sehr auf seine schlanke Figur bedacht. Bei Familienfesten aß er grundsätzlich sehr wenig bis gar nichts und tönte laut, er müsse unbedingt abnehmen, er fühle sich gar nicht wohl. Dabei ist er schon lange ziemlich untergewichtig, betont aber immer wieder, wie gut er sich beherrschen könne. Meine Mutter war ihm nie attraktiv genug, ob dick oder dünn. Aus diesem Grund nahm er sie auch niemals auf irgendeine Geschäftsreise mit. Für meine Mutter war das eine große Kränkung, vor allem, wenn er dann noch von den anderen charmanten, eloquenten und vorzeigbaren schlanken Ehefrauen schwärmte. Bei gemeinsamen Unternehmungen oder im Fernsehen machte er meine Mutter regelmäßig auf Frauentypen aufmerksam, die er bevorzugt: groß, schlank, langbeinig, langhaarig, intellektuell. Sobald meine Mutter daheim etwas aß und er anwesend war, kam eine abfällige Bemerkung. Um seinen Äußerungen Nachdruck zu verleihen, klopfte er auf ihre adipösen Körperstellen.

Mir erging es mit Beginn der Pubertät ähnlich. Da ich fast nie in seinem Beisein aß, konnte er mich auf Essensebene wenig kritisieren. Plötzlich jedoch stand meine Figur zur Debatte. Er kniff in die beginnenden weiblichen Rundungen, beobachtete meine Bewegungen und interessierte sich für meine

Kleidung. Pass auf, dass du nicht so wirst wie deine Mutter. Ich hasste ihn dafür, und dennoch machte ich mich zu seinem Spielball. Wahrscheinlich war ich froh, dass er mich endlich beachtete. Ich aß wenig, war immer sehr schlank, ging mit ihm Kleidung kaufen – mit meiner Mutter tat er dies nie –, schminkte mich, und wenn er sich unzufrieden äußerte, schränkte ich mich sofort noch mehr mit dem Essen ein. Irgendwie freute ich mich, daß er mich vorzeigte und ich meiner Mutter überlegen war. Mir war diese Anerkennung sehr wichtig, gleichzeitig fühlte ich mich total schlecht, und mein Körper wurde zu einer immer größeren Last.«

»Mein Vater erbricht häufig nach den Mahlzeiten und behauptet, das rühre von seiner Kindheit her. Er sei schlecht ernährt worden, und sein Körper habe damals Schaden gelitten, den er jetzt in seinem Alter zu spüren bekomme, vor allem, wenn er unter psychischem Druck stehe. Oft behauptet er, völlig verzweifelt zu sein, weil er schon gar nicht mehr wisse, was er essen dürfe, und dass er wahrscheinlich bald gar nichts mehr essen könne. Ich habe ihm das jahrelang abgenommen und ihn bemitleidet. Heute bin ich der Überzeugung, er ist ein verkappter Bulimiker.«

»Bei meinen Eltern spielt Schlanksein eine riesige Rolle, vielleicht die größte überhaupt. Als ich mit vierzehn aus dem Leim ging im Gegensatz zu früher, redeten meine Eltern unentwegt auf mich ein und schlugen mir eine Diät nach der anderen vor. Als ich schließlich innerhalb von zwei Monaten radikal 20 Kilo abnahm, waren sie überglücklich und begriffen lange Zeit nicht, dass ich magersüchtig war. Meine Eltern achten sehr auf ihre eigene Figur, essen hypergesund und treiben viel Sport. Sie äußern sich über Freunde und Bekannte, die ihrer Ansicht nach keine perfekte Figur haben, nur abfällig. Oft denke ich, für meine Eltern zählen nur Figur und Gewicht, sonst gar nichts. Je dünner ein Mensch, umso sympathischer, je dicker, umso ekelerregender.«

»Bei uns zu Hause wird viel Wert auf gemeinsames Essen gelegt. Beim Essen sind wir eine Familie. Meine Mutter, Oma, Tante sind fürs Essen zuständig und dulden keinen Widerspruch. Wir sind oft zur Belohnung und zum Feiern essen gegangen. Mein Vater hat das Essen zur Entspannung nach der Arbeit benutzt. Meine Mutter hat anorektische Tendenzen. Sie darf als Einzige Essen verweigern, klagt oft über Magenschmerzen.«

»In meiner Familie herrschte meine Großmutter in der Küche. Ich selbst getraute mich erst nach ihrem Tod, als ich siebzehn Jahre alt war, in der Küche etwas zu tun, da sie alles, was ich tat, herabwürdigte und mein Vater ihr zustimmte. Meine zwei jüngeren Schwestern und ich waren als Kinder stark übergewichtig. Die Ursache lag im Essen aus Frust. Meine eine Schwester begann mit fünfzehn, weniger zu essen und Appetitzügler einzunehmen. Da sie auf Kollisionskurs mit meinem Vater steht, griff sie sehr früh zu Dulcolax. Seit eineinhalb Jahren ist sie eine Bulimikerin, wie sie im Buche steht. Mein Bruder ist übergewichtig, er neigt zu Frustessen bei Problemen und Langeweile. Besonders die Ignoranz meines Vaters machte ihm schwer zu schaffen.

Meine Gedanken zum Thema Essverhalten in der Familie sind mit Wut und Enttäuschung verbunden. Ich kann mich nicht an schöne gemeinsame Mahlzeiten, bei denen es allen geschmeckt hätte und wir uns auch verstanden hätten, erinnern. Das hat sich nach dem Tod meiner Großmutter auch nicht wesentlich geändert. Mein Vater ist nur noch sturer und intoleranter geworden.«

»Mein Vater legte extrem viel Wert darauf, dass ich viel aß, tat mir riesige Portionen auf den Teller und wurde sehr wütend, wenn ich nicht essen wollte. Er selbst aß und isst viel, seine Mutter habe ihn auch immer vollgestopft. Für ihn ist Essen, glaube ich, fast suchtähnlich. Er setzt es mit Liebe gleich und verhält sich oft infantil beim Essen. Er trinkt auch viel Alkohol, leugnet dies aber und untertreibt grundsätzlich seine Essensmengen und seinen Alkoholkonsum. Seine Figur ist ihm nicht so wichtig. Er traut sich aber trotz einer durchschnittlichen Figur nicht, sich in einer Badehose zu zeigen. Noch heute wird er sofort aggressiv, wenn ich wenig esse, auch betont er immer wieder, ich solle ›Gescheites‹ essen, worunter er Fleisch mit Beilagen versteht.«

»Mein Vater aß meistens mechanisch. Er schaufelte alles in sich hinein, ohne aufzuschauen. Fast wirkte das wie ein Fressanfall. Oft wurde mir angst und bange, wenn ich ihm zusah. Später habe ich mich vor ihm geekelt.«

»In meiner Familie spielte Essen immer eine große Rolle. Bei jeder möglichen und unmöglichen Gelegenheit wurde gegessen. Kaufte mein Vater ein, dann gab es alles in Hülle und Fülle und nur von hoher Qualität. Wir hielten richtige Schlemmerorgien ab. Für mich gehörte Essen immer dazu. Ich hatte ebenso wie mein Vater meistens Schokolade und Kekse in meiner Reichweite.«

»Mein Vater steht auf Süßigkeiten, und er hat sie überall griffbereit, auf seinem Schreibtisch, in seinen Hosen- und Jackentaschen, riesige Mengen, und so sieht er auch aus. Meine Mutter war auch immer sehr dick. Ich sehe noch, wie sie alles Mögliche hektisch in sich hineinstopfte, und für mich stand früh fest, so fett wie meine Eltern wollte ich niemals werden.«

Beziehungs- und Verhaltensmuster, Erziehungsstile, Wertvorstellungen von Familien Essgestörter sind Thema der folgenden Aufzeichnungen von Patientinnen:

»Meine Großeltern haben meine Familie jahrelang beherrscht. Alles musste so laufen, wie sie es wollten. Meine Eltern hatten selbst eigentlich gar nichts zu sagen. Meine Großeltern betrachteten ihr Leben als das einzig Richtige, und so hatte es weitergeführt zu werden von Generation zu Generation. Ihr Leben bestand immer nur aus Arbeit, Leistung und Korrektsein. Gefühle, Schwächen oder Fehler gab es nicht und durfte es nicht geben, und auf keinen Fall durften sie gezeigt werden. Der Eindruck nach außen war alles.«

»Wir genossen eine völlig unzeitgemäße Erziehung. Wir bekamen die Weisheiten überliefert, die von meinen Großeltern stammten. Sie wurden ungefiltert durch das Leben meiner Mutter weitergegeben. Wir bekamen ein Ideal von Frauen, Männern, Bürgerlichkeit, Harmonie, Familienzusammengehörigkeit, Leistung, Glück vermittelt, was nicht als Ideal gekennzeichnet war, sondern als Realität ausgegeben wurde. Leider huldigte mein Vater den gleichen Dogmen wie meine Mutter und deren Eltern. Als wir Kinder irgendwann das Weltbild unserer Eltern nicht mehr bestätigten, sondern ›problematisch‹ wurden, reagierte meine Mutter mit totaler Ablehnung und, ich glaube, Hilflosigkeit, weil nicht sein kann, was nicht sein darf.«

»Die Rollenverteilung in meiner Familie war ganz klar. Der Vater geht zur Arbeit, verdient das Geld für die Familie, die Mutter bleibt zu Hause bei den Kindern. Mein Vater wurde erzkonservativ erzogen. Für ihn war es wahrscheinlich völlig unmöglich, andere Wertvorstellungen zu entwickeln als die

Generation vor ihm. Auch meine Mutter war so erzogen worden, dass das Ziel einer Frau sei, zu heiraten und Kinder zu bekommen. Sie heiratete, ohne dass sie vorher Zeit hatte, ein eigenes Leben zu leben. Sie steckte ihre ganze Kraft und Energie in die Haushaltsführung und in die Erziehung von uns Kindern, aber ich glaube, sie selbst fühlte sich dabei leer und ausgehöhlt.«

»Die Ehe meiner Eltern wurde getragen von der Bereitschaft meiner Mutter, sich alles von meinem Vater bieten zu lassen und jede Gemeinheit von ihm zu erdulden. Sie wurde fast täglich völlig grundlos angegriffen und attackiert, ohne jemals aufzubegehren oder sich gar von ihm abzuwenden.«

»Ständig gab es Streit um das Haushaltsgeld. Mein Vater warf meiner Mutter vor, sie sauge ihn aus, um uns von vorne bis hinten zu verwöhnen. Meine Mutter bekam Haushaltsgeld wöchentlich zugeteilt und musste jeden Freitagabend die Ausgaben belegen, und immer gab es Streit. Dabei waren nie Ausgaben außer der Reihe für sie oder uns dabei, und selbst Schulbedarf oder Kleidung bekamen wir als Geburtstags- oder Weihnachtsgeschenke. Ich zog daraus den Schluss, dass ich meinem Vater nichts wert bin, nicht einmal das Essen, das er für mich bezahlen musste. Den Tag, an dem ich nach einigen Jahren des Krankseins den Kontakt zu meinen Eltern abbrach und meinem Vater mitteilte, künftig kein Geld mehr zu wollen, habe ich als einen der glücklichsten meines Lebens in Erinnerung.«

»Es gelang meinem Vater, uns jede Freude zu vermiesen. Hatte eines von uns Kindern ein lustiges Fest oder Ähnliches erlebt, folgte grundsätzlich darauf eine Rede von meinem Vater, nach der dasjenige Kind arbeitsscheu, unnütz und nur aufs süße Leben bedacht sei, das er bezahlen müsse. Heute sehe ich das Problem meines Vaters und sein Verhalten als Folgen seiner eigenen schrecklichen Kindheit. Aber als Kind fühlte ich mich grenzenlos ungerecht behandelt und an seine Macht ausgeliefert.«

»Es gab niemals Gefühlsäußerungen zwischen meinen Eltern. Es lag grundsätzlich etwas Unausgesprochenes, Gespanntes in der Luft. Ich glaube, meine Mutter fühlte sich von meinem Vater sexuell ausgenutzt. Sie versuchte, ihn mit Migräne, Abgeschlagenheit und ungepflegtem Aussehen von sich fernzuhalten. Oft hatte ich das Gefühl, sie verachtete ihn.«

»Meine Mutter wurde niemals von meinem Vater einfach so in den Arm genommen, das gab es bei uns nicht. Wenn meine Mutter von meinem Vater etwas wollte, musste sie sehr darum werben. Ich fand das abstoßend und widerlich. Ich empfand das als Demütigung, sich so anbiedern zu müssen.«

»Meine Eltern stritten sich oft. Sie versuchten zwar, ihren Streit nicht vor uns Kindern auszutragen, aber meistens bekamen wir es doch mit und hatten fürchterliche Angst. Meine Mutter war grundsätzlich die Unterlegene, und ich litt entsetzlich mit ihr, egal, ob mein Vater Recht hatte oder nicht.«

»Mein Vater ist vom Wesen her ein starker und harter Mensch. An seinen Idealvorstellungen und Meinungen kann keiner rütteln. Er selbst zeigt niemals Schwächen, und andere dürfen auch keine Schwächen besitzen. Jemandem kann es höchstens schlecht gehen, wenn es äußerlich-physisch nachweisbar ist.«

»Ich hatte immer Angst, den hohen Erwartungen meines Vaters nicht zu entsprechen. Genügte ich ihnen ausnahmsweise einmal, konnte ich auch sein Lob nicht ertragen. Ich fürchtete, noch mehr leisten zu müssen und den erhöhten Anforderungen nicht gerecht werden zu können.«

»Ich halte es für bezeichnend, dass meine Ess-Störung erst nach dem Tod meines Vaters richtig ausgebrochen ist. Das hatte damit zu tun, dass ich den Überwacher und Kritiker los war. Ich konnte endlich, ohne mich rechtfertigen zu müssen, tun, was ich wollte, und wenn es fressen und kotzen war.«

»Im Laufe meiner Kindheit entwickelte ich einen immer größeren Hass gegen meinen Vater, weil er meiner Mutter so viel Leid angetan hat. Ihre Hassgefühle wurden zu meinen und auch zu denen meines Bruders.«

»Mein Vater redete sehr viel und hatte es nicht gern, wenn man ihn unterbrach. Ganz schlimm war es aber, wenn er gar nicht redete. Das tat er, wenn eines von uns Kindern etwas verbrochen hatte. Schweigen von morgens bis abends. Er tat, als wäre man nicht da und hielt das lange durch. Es konnte tagelang so gehen. Wiedergutmachungen ließ er nicht zu. Meinen Brüdern waren diese Sanktionen ziemlich egal. Sie meinten gar, dann hätten sie wenigstens ihre Ruhe vor den dauernden Monologen. Ich wiederum litt wie ein Hund und versuchte, meinen Vater durch alle möglichen Leistungen zu versöhnen, damit er wieder mit mir redete.«

»Meine Mutter lud alle ihre Probleme, auch die mit meinem Vater, bei mir ab, und schließlich gelang es ihr, mein Vaterbild endgültig zu erschüttern. Ich wandte mich immer mehr von ihm ab und orientierte mich ausschließlich an meiner Mutter. Trotzdem sehnte ich mich eigentlich, solange ich denken kann, nach ihm. Ich bewunderte ihn aus der Ferne und war traurig über die Mauer, die zwischen uns entstanden war.«

»Meine Mutter hielt alle Fäden in meiner Familie in der Hand. Sie beherrschte uns alle. Sie organisierte den Haushalt und die Familie, aber von Gefühlen war weit und breit nichts da. Sie schnüffelte ständig in meinen privaten Sachen herum, wollte alles von mir wissen, bedrängte mich und ließ mir kein Geheimnis. Ich hatte keinen Raum für mich.«

»Meine Mutter war in meiner Kindheit für mich die zentrale Person. Ich war total von ihr abhängig und unfähig, meinen eigenen Weg zu gehen. Ich verdiente mir ihre Liebe, indem ich für sie als Vertrauensperson bei der Bewältigung ihrer Probleme unentbehrlich wurde.«

»Ich nahm die Rolle an, die meine Mutter mir überstülpte. Ich fügte mich in das Bild, das sie sich von mir machte, und wurde immer mehr zu ihrer Verbündeten, mit der sie über alles reden konnte. Ich hatte nichts Eigenes, Individuelles. Ich fühlte mich leer und hohl.«

»Meine Mutter ist eine starke und mutige Frau. Ich möchte niemals so werden wie sie. Alles Spontane fehlt ihr. Sie verhält sich immer so, wie es sich gehört und wie man es von ihr erwartet, in ganz festen und rigiden Bahnen. Sie ist das personifizierte Regelsystem. Wer sie selbst ist, konnte ich nie erkennen. Ich glaube, sie weiß es selber nicht.«

»Meine Mutter ist wahnsinnig ehrgeizig. Sie lässt keinen Fehler an sich zu. Sie muss alles perfekt und am besten können. Darum kämpft sie, und wenn sie entkräftet umfallen würde. Ich habe das Gefühl, dass sie von ihren Töchtern diesen Perfektionismus auch erwartet. Wir wurden immer mit anderen verglichen, die natürlich grundsätzlich besser waren als wir.«

»Ich kann mich nicht erinnern, meine Mutter jemals klagen gehört zu haben. Sie hat uns niemals gezeigt, ob sie traurig oder fröhlich oder glücklich ist. Positive Stimmungen zeigte sie ebenso wenig wie negative. Sie dachte nie auch nur eine Minute über das Leben und sich selbst nach. Meine Mutter verzichtete grundsätzlich zum Wohl der anderen. Sie verzichtete auf alles: Nehmt nur, ich brauche nichts.«

Individuelle Voraussetzungen

Selbstverständlich spielen individuelle Faktoren bei der Entstehung und Aufrechterhaltung von Ess-Störungen eine immense Rolle. Denn schließlich entwickeln nicht alle jungen Mädchen und jungen Frauen unserer Gesellschaft im Laufe ihres Lebens eine Ess-Störung. Auch in ein und derselben Familie erkranken nicht alle Kinder, sondern nur einzelne an Magersucht oder Bulimie. Ebenso wenig wie wir in der Lage sind, die Familie zu definieren, in der aller Wahrscheinlichkeit nach Ess-Störungen entstehen, vermögen wir die für eine Ess-Störung typische Frau zu charakterisieren.

Wir können nur bestimmte Züge und Verhaltensweisen beschreiben, die Essgestörten häufig gemeinsam sind. Aus Angst vor den Unsicherheiten des Lebens klammern sich die Betroffenen häufig zwanghaft an alle so genannten Sicherheiten wie Leistung, Ordnung und Pflichterfüllung. Sie passen sich den Normen und Meinungen ihrer Umgebung an und sind ständig auf der Lauer zu erfahren, was andere von ihnen erwarten, um sich dementsprechend zu verhalten. Sie hassen und verachten sich, wenn sie hinter hohen Erwartungen und Ansprüchen zurückbleiben. Nur wenige versuchen, durch besonders störendes Verhalten aufzufallen, um sich so Aufmerksamkeit und Zuwendung zu verschaffen.

Viele spielen in ihren Familien oft schon lange vor Ausbruch der Krankheit eine wichtige Rolle. Einige sind die Vertraute der Mutter, andere die des Vaters oder von beiden. Nicht wenige sehen ihre Aufgabe darin, in der Ehe der Eltern zu vermitteln, und sie fühlen sich verantwortlich für das Glück und die Zufriedenheit ihrer Eltern und die Harmonie in der Familie. Einige sind davon überzeugt, Lebensinhalt ihrer Eltern zu sein. Sie glauben, verpflichtet zu sein, das zu erreichen, was den Eltern selbst nicht gelungen ist. Einige sind der Überzeugung, ihre Eltern nur zufrieden stellen zu können, wenn sie einmal etwas Besonderes, Großartiges werden.

Allen gemeinsam ist ein starkes Gefühl der Dankbarkeit für alles, was die Eltern für sie getan haben. Sich jederzeit dankbar erweisen zu wollen oder zu müssen, kann allerdings auch starken Druck erzeugen. Angesichts der vielfältigen Verpflichtungen dem Vater, der Mutter und der Familie gegenüber bleibt diesen jungen Menschen häufig wenig Raum für eine individuelle, ihrem Alter entsprechende Entwicklung und Entfaltung. Ihr Selbstwertgefühl ist gering, was sie vielfältig zu kompensieren versuchen und nicht selten hinter einer sicheren, gelegentlich arroganten Fassade verbergen.

Zu den familiären und individuellen Problemen kommt erschwerend die Phase der Pubertät hinzu, in der jeder Heranwachsende ohnehin mit vielfältigen Schwierigkeiten, wie Identitätssuche, Ablösung von den Eltern, Übernahme von Verantwortung und Aufbau von Beziehungen außerhalb der Familie zu kämpfen hat. Für alle diese Aufgaben sind diese jungen Mädchen schlecht gerüstet, und somit erhöht die Pubertät für sie die Gefahr, eine Ess-Störung zu entwickeln. Viele sind nicht in der Lage, sich von ihren Familien zu lösen, deren Interaktionsstil häufig durch gegenseitige Abhängigkeit bestimmt ist.

Eine zwanghafte und perfektionistische Einstellung wie auch das Denken in den Kategorien des Entweder-Oder – richtig oder falsch, alles oder nichts – spiegeln sich nicht selten in den Ess-Störungen, ob Magersucht oder Bulimie, wider. Die eigene Leistung muss immer den Riesenansprüchen der Patientinnen genügen. In der Regel verachten sie Normalität im Sinne von Durchschnittlichkeit und haben daher große Schwierigkeiten, alltägliche Probleme zu lösen und realistische Ziele zu verfolgen. Daraus resultieren starke Unzulänglichkeitsgefühle, für die sie Essen als Bewältigungsstrategie einsetzen, um negative Gefühle wegzuessen und sich zu betäuben. Nicht nur bei Angehörigen von Essgestörten finden sich häufiger Suchtkrankheiten als in der übrigen Bevölkerung, auch das Persönlichkeitsprofil der Essgestörten selbst zeigt starke Ähnlichkeiten mit dem von Alkoholikern und Drogenabhängigen. Das Krankheitsbild der Bulimia nervosa und Binge-Eating-Störung ähnelt in wesentlichen Punkten dem anderer Suchtkrankheiten, da es wie diese gekennzeichnet ist durch:

- Kontrollverlust,
- starke gedankliche Beschäftigung mit dem Suchtstoff,
- Gebrauch der Substanz, um mit Stress und negativen Gefühlen umgehen zu können,
- Geheimhaltung des Suchtverhaltens vor der Öffentlichkeit,
- Fortdauer der Abhängigkeit trotz unangenehmer Konsequenzen,
- verzerrte Körperwahrnehmung und
- ungenügende Problemlösungsstrategien.

Patientinnen charakterisieren sich selbst:

»Ich habe, solange ich denken kann, nur immer eine Rolle gespielt, ohne mir dessen bewusst zu sein. Meine Eltern haben mich nie richtig ernst genommen. Sie waren froh, wenn ich nur gut funktionierte. Ich war entsetzlich vernünftig und habe alles geschafft. Ich wollte vor allem meine Mutter nie enttäuschen, weil sie mir sehr wichtig war.«

»Ich kann mich kaum erinnern, dass ich früher jemals einen eigenen Weg gegangen wäre. Besonders großen Wert legen meine Eltern auf gute Manieren und den Eindruck, den wir auf andere machen. Ich war lange Zeit der festen Überzeugung, dass es für jede Situation nur eine richtige und eine falsche Handlungsweise gebe und dass es die Aufgabe eines Menschen sei, sich immer richtig zu verhalten. Schon als Kind kam ich mir vor, wie wenn ich Theater spielte, denn mein Verhalten stimmte überhaupt nicht mit meinen Gefühlen überein.«

»Mein wichtigstes Ziel war es, grundsätzlich den Vorstellungen meiner Eltern zu entsprechen. Mich nach irgendjemandem zu richten, war auch später mein oberstes Gebot. So habe ich nie eine eigene Vorstellung entwickelt, bis ich mich eines Tages verzweifelt gefragt habe, wer ich eigentlich bin. Ich fühlte mich unwohl und leer.«

»Ich bin spät darauf gekommen, dass alles, was ich denke und meine, nicht von mir, sondern von meinen Eltern stammt. Zunächst hielt ich es für ein großes Glück, dass mein Denken sich genau mit dem meiner Eltern deckte und ich alles befürwortete, was meine Eltern taten. Später musste ich erkennen, dass ich nichts, aber auch gar nichts Eigenes besitze.«

»Ich durfte zu Hause niemals nein sagen, meine eigene Meinung haben oder meinen eigenen Weg gehen. Ich konnte mir nicht vorstellen, dass man für sich sein darf, ohne dafür bestraft zu werden. Ich durfte mich innerlich und äußerlich nicht von der Familie entfernen, ohne Angst haben zu müssen, dass ich nicht mehr aufgenommen werde, wenn ich zurückkommen möchte. Weil ich zu niemandem nein sagen konnte, musste ich schließlich nein zu mir selbst sagen, denn das war in meiner Familie hoch angesehen. Das hieß Selbstbeherrschung, Härte gegen sich selbst und hohe Anforderungen an sich stellen. Es ging so weit, dass ich nicht nur aufhörte, meinen Bedürfnissen nachzugeben, sondern Schuld empfand, wenn ich überhaupt Bedürfnisse hatte. Inzwischen weiß ich selbst nicht mehr, wann ich welche habe. Mein Nein auch zu dem Grundbedürfnis Essen war nicht nur ein Nein für mich, sondern auch meinen Eltern gegenüber. Ich wollte meinen Eltern vor Augen führen, wie absurd und destruktiv es ist, wenn man sich konsequent an ihre Forderungen hält und sie erfüllt. Als ich anfing zu hungern, war das vielleicht meine einzige wirksame Art, nein zu sagen, weil mein Nein sichtbar wurde. Es war meine einzige Möglichkeit, mich abzugrenzen. Meine verbalen Neins wurden von meinen Eltern nicht ernst genommen. Manchmal glaubte ich, nicht einmal wahrgenommen und gehört zu werden. Ich musste mir etwas anderes überlegen. Vielleicht fing ich deshalb an zu hungern.«

»Ich versuchte, mich durch besondere Verdienste und extreme Anpassung an meine Eltern gegen meine Schwester zu profilieren. Die Konkurrenz zielte vor allem auf meine Mutter ab. Ich widersprach meiner Mutter nie, gab ihr in allem Recht und ließ nicht zu, dass jemand sie kritisierte.«

»Ich eiferte meinem Bruder immer nach und versuchte, ihm zu imponieren und möglichst viel mit ihm zu unternehmen. Er lehnte mich immer als die doofe kleine Schwester ab und schämte sich sogar für mich, weil ich so hässlich aussah. Meinen Eltern gegenüber war er für mich der gefährlichste Konkurrent. Meine Mutter mochte Jungen ohnehin lieber als Mädchen, und mein Vater verfolgte alles, was er tat, mit größtem Interesse, während er mich kaum beachtete.«

»Früher waren meine Schwester und ich wie Hund und Katze. Jetzt, nachdem wir erwachsen sind, ist unsere Beziehung vollkommen neutral. Wir sind uns fremd, wir haben uns nie unterhalten. Ich habe null Beziehung zu ihr. Ich sehe in ihr nur eine Rivalin bei meinen Eltern, die mich hintergeht und ausspielt. Ich habe keinerlei Vertrauen zu ihr. Mir ist nie der Gedanke gekommen, einmal mit ihr zu reden und mit ihr eine Beziehung aufzubauen.«

»Zum ersten Mal war mir körperliche Nähe unangenehm als kleines Kind. Ich erinnere mich an den Schwitzkasten, ein Spiel aus unserer Kinderzeit, bei dem mein Vater in seinem Sessel saß und meine Schwester und ich vor ihm herumhopsten. Er musste uns fangen, und wenn er eine von uns beiden erwischte, kam sie in den Schwitzkasten. Ich hatte wahnsinnige Angst vor diesem Schwitzkasten. Ich ekelte mich davor. Mir grauste vor dem Geruch meines Vaters. Es war immer alles zu eng. Ich bekam keine Luft und hatte das Gefühl zu ersticken. Noch heute werde ich bei Umarmungen völlig steif und total hilflos. Ich weiß vor lauter Verwirrung nicht mehr, was ich tun soll. Am liebsten würde ich mich losreißen. Ich fühle mich unter Druck gesetzt und bedrängt wie damals als Kind.«

»Ich habe meinen Vater in vielen Situationen wahnsinnig gehasst. Jetzt noch beim Schreiben bin ich total aggressiv. Es kribbelt richtig im Bauch. Ich könnte schreien vor Wut. In mir steigen richtige Hitzewellen auf. Endlich kann ich dieses Gefühl hochkommen lassen und muss es nicht weiter verdrängen. Hier in der Gruppe findet es niemand pervers. Jahrelang habe ich mich selbst gehasst für dieses Gefühl, weil ich es als schlimm empfand, dass ich meinen eigenen Vater hasste. Noch dazu war ich diesem Hassgefühl gegenüber völlig machtlos. Jetzt denke ich, dass ich meinen Vater wahrscheinlich wegen Dingen gehasst habe, an die ich mich noch nicht zu denken getraue. Das jetzt hier so hinzuschreiben, tut jedenfalls schon irre gut, und ich bin sicher, irgendwann getraue ich mich auch wahrzunehmen, was ganz tief in mir versteckt ist.«

Sinn und Funktion

Ess-Störungen stellen für die daran Erkrankten einen Gewinn dar, wenn nicht sogar eine existenzielle Notwendigkeit. Es kann für sie daher einen großen Verlust bedeuten, ihr bulimisches Verhalten herzugeben. Dass junge Frauen lange in zwanghaftem, selbstzerstörerischem und süchtigem Verhalten ihren Lebenssinn und -inhalt sehen, an den sie sich verzweifelt klammern und ohne den sie sich offenbar leer und einsam fühlen, ist schwer zu begreifen. Dennoch ist ein solches Verstehen für Therapeuten und die Betroffenen selbst die Basis für eine wichtige Veränderung.

Es gehört zu unserem Krankheitsverständnis, die Ess-Störung als eine Krankheit aufzufassen, die im Leben einer jeden Patientin eine wichtige Funktion erfüllt. Im Laufe der Behandlung gilt es, diese individuellen Funktionen herauszuarbeiten und zu erkennen, damit das krankhafte Verhalten überwunden werden kann. Nur so haben die Kranken die Chance, in Zukunft ein von einengenden Zwängen, von quälender Selbstunsicherheit oder Fremdbestimmung befreites Leben führen zu können. Häufig verstehen die Betroffenen selbst erst während eines therapeutischen Prozesses die Sprache ihrer Krankheit, mit der sie oft über Jahre versucht haben, sich Gehör zu verschaffen.

Heimlicher Heißhunger wird von Patientinnen nicht nur als Lebenssinn und -inhalt bezeichnet, sondern auch als Macht und Stärke, als Leistungsbeweis, als perfekte Anpassung an das von der Gesellschaft propagierte Schönheitsideal, als erster eigener Bereich, der nur ihnen gehört, als heimliche Lustquelle, als Abgrenzung von den Eltern, als Problemlösungsstrategie in allen Lebenslagen, als Spender für Freude und

Wohlbefinden, als Tröster und Partner und als Möglichkeit, Leere und Einsamkeit zu überwinden. Die anschließenden Aufzeichnungen bestätigen es unmittelbar:

»Essen bedeutet mir alles. Essen ist mein Leben, mein Halt, meine Struktur, Ersatz für Beziehungen, Freunde, Entspannung, Tröster, einfach alles.«

»Ich komme mir vor wie eine Süchtige. Essen, essen und noch einmal essen. Immer dann, wenn ich mich einsam fühle, wenn ich gekränkt wurde, irgendeine Spannung in mir, warum auch immer, empfinde. Dass ich sogar stehle, um an Nahrung heranzukommen, hätte ich niemals für möglich gehalten. Ich kann mir nichts Besseres vorstellen, als zu stehlen und zu fressen, um mich an meinem wohlanständigen, perfekten, immer korrekten Vater zu rächen.«

»Längst ist Fressen zu meinem absoluten Lebensinhalt geworden. Längst kann ich mir ein Leben ohne das gar nicht mehr vorstellen. Ich lebe ein Doppelleben: Das eine heißt Perfektion, Korrektheit, das andere Gier, Verwahrlosung, Lust, Überfluss.«

»Ich hungere nach Liebe, Verstehen, Freude und Lust, und ich verschlinge Nahrung ohne Ende, seit vielen Jahren immer wieder und immer wieder. Ich zerstöre mich durch Erbrechen und Abführmittelmissbrauch, aber ich fresse weiter. Ich kann nicht mehr aufhören. Ich fresse bis zum Platzen. Ich will endlich satt werden. Ich will mich endlich geborgen und geliebt fühlen. Die Nahrung, die ich bei meinen Fressanfällen bevorzuge, ist warm, süß, weich, aber mir ist danach nicht wohlig warm und angenehm. Ich hasse und verachte mich. Ich finde mich widerlich und mache mich erneut auf den Weg, Nahrung zu finden.«

»Oft habe ich gefressen aus Langeweile und innerer Leere. Ich wusste nichts mit mir anzufangen, oft aus körperlicher und seelischer Erschöpfung. Das Essen hat mich ruhig gestellt, entspannt und für den Augenblick alles um mich herum vergessen lassen. Oft habe ich aus Einsamkeit und Traurigkeit gefressen. Das Essen war sofort verfügbar, nur für mich da, hat mich getröstet, mir Wärme und Geborgenheit gegeben. Oft habe ich gefressen, um Gefühle wie Wut und Enttäuschung zu unterdrücken, weil ich dachte, sie nicht aushalten zu können, und nicht wusste, wie ich damit umgehen sollte. Das Essen hat alle Gefühle unterdrückt. Ich konnte alles mit mir selbst und dem Essen ausmachen. Essen hat mir Menschen und alles andere ersetzt.«

»Ich konnte an nichts anderes mehr denken als an Essen. Wenn ich dann einkaufen ging, war mein Gedanke: Was ist das befriedigendste, erfüllendste, schönste, beste Nahrungsmittel? Welches tröstet, beschützt, behütet mich, gibt mir all das, wonach ich hungere? Ich habe danach geschrien, es gesucht, es verschlungen, es wieder ausgekotzt, und niemals habe ich es gefunden, dieses Nahrungsmittel, das mir alles geben sollte, was ich so lange Zeit entbehren musste.«

»Essen war mein Tröster in jeder Lebenssituation, von der ich glaubte, sie nicht aushalten zu können. Irgendwann kam ich mir vor wie eine Süchtige, die nach der Droge schreit und Entzugserscheinungen bekommt, wenn sie nicht in ausreichendem Maße vorhanden ist.«

»Ich bin ständig auf der Suche nach etwas, das mich tröstet, was mich ausfüllt, mir Befriedigung, Zufriedenheit und Glück beschert. Lange glaubte ich, es im Essen zu finden.«

»Um an Nahrung heranzukommen, ist mir alles recht – und wenn ich stehle. Schuldgefühle kenne ich dabei nicht. So nach dem Motto: Ich habe sowieso nicht das erreicht, was ich wollte, dann ist eben alles egal.«

»Ich habe mich, solange ich denken kann, nach Zuwendung gesehnt, aber an der Seite meines Bruders kam ich mir wie ein Mensch zweiter Klasse vor. Er allein war das Ein und Alles meiner Mutter, und auch für meinen Vater war er selbstverständlich wichtiger als ich. Mein Hunger wurde zum Heißhunger, und meine Gier nach Warmem und Weichem und schließlich nur noch Süßem wuchs ins Unermessliche.«

»Schließlich waren meine Fressorgien wichtiger für mich als alles andere. Oft freute ich mich schon den ganzen Tag darauf und malte mir aus, was ich wann, wie, in welcher Reihenfolge und Zubereitungsart zu mir nehmen wollte. Nichts und niemand konnte mich dabei stören, nur der Fernseher lief, und je oberflächlicher und seichter die Sendung, umso genussreicher war es für mich.«

»Die Fressorgien waren in meinem ansonsten so anständigen und perfektionistischen Leben etwas Verschwenderisches, Lustvolles, Triebhaftes, Verbotenes, und das fand ich lange Zeit supergeil, vor allem, wenn ich dabei an meine erzkonservativen Eltern und Großeltern dachte.«

»In wilder Gier stopfte ich alles in mich hinein, Tag für Tag, immer und immer wieder. Ich konnte und wollte die Hoffnung nicht aufgeben, doch eines Tages wohlig, befriedigt, satt und zufrieden zu sein. Aber dieser Tag kam nicht. Statt dessen wurde ich immer einsamer, lebte mein Doppelleben und hasste mich bis zum Gehtnichtmehr. Es fiel mir unsagbar schwer, endlich einzusehen, dass Essen mich nicht befriedigen kann, dass Essen keine Probleme löst und schon gar nicht Beziehungen ersetzt. Nachdem ich bei meinen Heißhungerattacken anfing, Alkohol im Übermaß zu trinken, war mir klar, dass ich entweder draufgehen würde, ohne je gelebt zu haben, oder endlich mit all meiner Kraft versuchen musste, ein Leben ohne Sucht zu wagen.«

»Ich fühlte eine große Leere in mir und um mich herum und hatte riesige Angst davor, in lauter Leere zu versinken. Diese Leere mit Essen zu füllen, um es dann wieder auszukotzen, schien mir anfänglich eine geniale Idee. Ich war mit Einkaufen und Zubereiten der Mahlzeiten beschäftigt, ich konnte so viel essen, wie ich wollte, in immer wieder neuen Variationen, ohne dick zu werden. Ich lebte mein Doppelleben voller Lust, und es gelang mir, dies über Jahre vor meiner Umwelt zu verbergen.«

»Schon als Kind waren Süßigkeiten, vor allem Schokolade, für mich Trost in jeder Lebenssituation, ob es mir langweilig war, ich frustriert an meinen Schularbeiten saß, nach Kränkungen und Verletzungen, wenn meine Eltern sich wieder einmal stritten, mein Vater auf meinen Gefühlen herumtrampelte, meine Mutter mich ignorierte, alles fühlte sich nur halb so schlimm an, wenn ich einige Tafeln Schokolade in meinem Besitz wusste. Als ich dann in meiner Pubertät rasend schnell zunahm, verbot ich mir radikal alles Süße und wurde schließlich magersüchtig. Als ich dann das Erbrechen entdeckte und mir dieses auf Anhieb gelang, war ich überglücklich. Es war mir, als hätte ich einen verloren gegangenen Schatz wiedergefunden. Wie schon als Kind glaubte ich, mit Hilfe von Süßigkeiten jede Lebenssituation meistern zu können. Ich fühlte mich stark und immun gegen

Verletzungen. Niemand und nichts konnte mir etwas anhaben, bis ich eines Tages begriff, dass Essen für mich zur Droge geworden war.«

Kranksein und Leidensdruck

In den vorangegangenen Kapiteln ist die psychische Problematik der Bulimie und Ess-Sucht deutlich geworden. Es gibt aber eine Reihe körperlicher Krankheitserscheinungen, die nicht vernachlässigt oder gar unterschätzt werden dürfen. Sie können zu schweren Beeinträchtigungen, hin und wieder sogar zur Lebensbedrohung führen.

Körperliche Begleiterscheinungen

Medizinische Komplikationen und Begleiterscheinungen der Bulimia nervosa und Binge-Eating-Störung sind, wie auch bei der Anorexia nervosa, ausschließlich Folgen der Ess-Störung und der damit zusammenhängenden Verhaltensweisen. Mit der Krankheitsentstehung haben sie nichts zu tun.

Wie schon erwähnt, unterscheidet die Klassifikation der Ess-Störungen für die Forschung (DSM-IV von 1994) auch bei der Bulimia nervosa zwei Subtypen, nämlich Patientinnen, die während einer aktuellen Krankheitsepisode regelmäßig selbst herbeigeführtes Erbrechen oder Abführmittel, entwässernde Medikamente oder Klistiere zur Gewichtsregulation einsetzen (»purging Typ«), und Patientinnen, die andere Maßnahmen wie Fasten und übermäßige körperliche Betätigung praktizieren (»non-purging Typ«). Diese Unterscheidung unterstreicht auch die Bedeutung, die dem jeweiligen Verhalten für die Entstehung von medizinischen Komplikationen zukommt. Für Art und Ausmaß von Komplikationen ist nämlich entscheidend, ob bei einer Patientin eine reine Magersucht besteht oder ob bestimmte gewichtsreduzierende Hilfsmittel eingesetzt werden. Über-, Unter- und Mangelernährung bewirken im Organismus andersartige Störungen als häufiges Erbrechen oder der Missbrauch von entwässernden oder abführenden Medikamenten oder exzessive Bewegung.

Bei der Bewertung von Begleiterscheinungen und Komplikationen muss man berücksichtigen, dass der Organismus lange Zeit versucht, sich auf abnorme Bedingungen einzustellen. Bei anhaltender Mangelernährung werden zum Beispiel Reserven, etwa an Fett- oder Muskelgewebe, langsam abgebaut und dies auch in Bereichen des Körpers, die einer äußeren Betrachtung durch die Patientin, aber auch durch den Arzt, nicht zugänglich sind, wie zum Beispiel an den Nieren oder am Herzmuskel. Starke Unterernährung führt auch zu einer Verlangsamung des Herzschlages, oder die Funktion der Schilddrüse wird herunterreguliert, Beispiele, die als sinnvolle Sparmaßnahmen oder Anpassungsreaktionen des Körpers zu verstehen sind.

Erheblicher Gewichtsverlust, wie er für die »reine« Anorexie typisch ist, tritt bei Bulimia nervosa kaum auf, auch erreichen die Gewichtsschwankungen im Vergleich zur Anorexie kein lebensbedrohliches Ausmaß.

Störungen des Hormonhaushaltes sind bei Bulimia nervosa seltener und weniger umfangreich als bei Anorexia nervosa. Menstruationsstörungen in Form von Verminderung oder Aussetzen der Zyklusblutung sind häufig. Wie bei der Anorexie ist auch bei der Bulimie der Plasmaspiegel des Kortisols erhöht, ein Befund, der auch möglicherweise die mäßige Erweiterung der Wasserräume des Gehirns bei beiden Formen der Ess-Störung erklärt.

Die größte Bedeutung für das Auftreten medizinischer Begleiterscheinungen und Komplikationen haben einerseits das selbstinduzierte Erbrechen und andererseits der Missbrauch gewichtsreduzierender Substanzen.

Eine wichtige Ursache für Komplikationen ist der Verlust an Flüssigkeit (Dehydrierung), bedingt durch häufiges Erbrechen und vermehrte Ausscheidungen. Als Folge einer Dehydrierung können schwer wiegende Störungen des Elektrolythaushaltes auftreten, vor allem ein Verlust an Kalium und Natrium mit ungünstigen Folgen zum Beispiel für Nierenfunktion und Herzaktion. Der Kaliumspiegel kann bis in lebensbedrohliche Bereiche absinken. Eine stärkere Dehydrierung erhöht außerdem das Risiko einer Thrombose.

Natürlich bedeutet das rasche Verschlingen großer Nahrungsmengen eine starke Belastung für den Magen. Magenerweiterungen kommen vor, vereinzelt wurde ein Durchbruch des Magens oder der Speiseröhre beschrieben. Häufige Symptome bei Bulimikerinnen sind eine Verzögerung der Magenentleerung mit Völlegefühl, Verstopfung oder Blähungen. Allerdings können Klagen beim Arzt über hartnäckige Verstopfung auch in der Absicht vorgebracht werden, Abführmittel verschrieben zu bekommen.

Wegen des Säuregehaltes des Mageninhaltes führt häufiges Erbrechen zu Zahnschäden in Form von Parodontose und Karies, aber auch zu einer Schädigung der Schleimhaut der Speiseröhre. Nicht selten kommt es zu Schwellungen oder Entzündungen der Ohrspeicheldrüsen. Wird das Erbrechen durch »Finger-in-den-Hals-Stecken« ausgelöst, können dadurch Verletzungen des Gaumens hervorgerufen werden.

Der Missbrauch von Abführmitteln und harntreibenden, entwässernden Medikamenten ist eine weitere wichtige Ursache von Komplikationen. Etwa die Hälfte der Patientinnen mit bulimischem Verhalten betreibt einen Laxantienmissbrauch, etwa ein Drittel benutzt regelmäßig Diuretika. In erster Linie bewirken diese Substanzen Störungen im Elektrolythaushalt mit Kalium- und Natriumverlust und Funktionsstörungen der Niere, vor allem, wenn sie im Übermaß eingenommen werden.

Bulimische und anorektische Patientinnen, die wegen ihrer gewichtsreduzierenden Maßnahmen wie Erbrechen, Laxantien- und Diuretikamissbrauch zu den »purging Typen« gerechnet werden müssen, neigen auch zum Missbrauch von Appetitzüglern oder von Koffein in hohen Dosen. Ruhelosigkeit, Schlafstörungen, Herzrhythmusstörungen, Muskelkrämpfe, Angst und Depressionen können die Folge sein.

Diese Patientengruppe ist darüber hinaus besonders gefährdet, in andere Süchte abzugleiten. Bis zu 60 Prozent betreiben zusätzlich Alkoholmissbrauch, nicht wenige nehmen Drogen. Damit ist eine besonders gefährliche Entwicklung vorgezeichnet, nicht nur wegen der dadurch bedingten medizinischen Problematik. Bei dieser Ausweitung einer Ess-Störung sind die therapeutischen Möglichkeiten besonders kompliziert. Vor Behandlung der eigentlichen Ess-Störung kann eine Entziehung von Alkohol oder Drogen notwendig sein.

In jedem Fall bedeuten medizinische Komplikationen eine mögliche Gefährdung der Patientinnen. Leider werden körperliche Beschwerden und Symptome von den Essgestörten lange Zeit nicht wahrgenommen, bagatellisiert oder verdrängt. Erfolgt aus irgendeinem Grund eine ärztliche Untersuchung, dann können krankhafte Labor- oder Organbefunde zu Fehlinterpretationen führen, wenn die zugrunde liegende Ess-Störung nicht erkannt oder unterschätzt wird. Nicht angebrachte Untersuchungen oder falsche Behandlungen können die Folge sein, wenn eine Patientin ihre Ess-Störung verheimlicht.

Wenn Essgestörte ihr Verhalten überhaupt als krankhaft ansehen, dann allenfalls als psychische Störung ohne weitere Konsequenz. Fast alle unsere Patientinnen sind überrascht, viele auch erschrocken, wenn wir auf die Auswirkungen der Ess-Störungen auf den Organismus zu sprechen kommen oder einzelne pathologische Befunde erläutern. Die Aufklärung über medizinische Begleiterscheinungen und mögliche Komplikationen gehört zu unserem Konzept eines eigenverantwortlichen Umganges mit der Krankheit.

Wir empfehlen eine ärztliche Untersuchung am besten zu Beginn einer Psychotherapie, wenn möglich dort, wo Erfahrungen mit Ess-Störungen und der Bewertung von Untersuchungsergebnissen bestehen.

Leidensdruck der Betroffenen

Über lange Zeit können sich Essgestörte gesund fühlen. Der Gewinn, den sie aus ihrer Krankheit ziehen, ist so stark, dass er negative Signale des Körpers und/oder der Seele verdeckt.

Außerdem stellt sich der Körper zunächst auf die veränderte Ernährungssituation ein. Bei Magersüchtigen schaltet er auf Sparflamme, bei bulimisch Kranken passt er sich scheinbar den extremen Ernährungsbedingungen an und funktioniert einwandfrei, jedenfalls so unauffällig, dass Außenstehende nichts bemerken. Diese Anpassungsleistung des Körpers ist eine der Tücken und Gefahren der Ess-Störungen.

Aber irgendwann kommt immer der Zeitpunkt, da die Betroffenen zumindest sich selbst nichts mehr vormachen können. Zu den schleichend sich einstellenden psychischen

Belastungen – Kontaktarmut, Isolierung, Angst, Hoffnungslosigkeit, Minderwertigkeitsgefühl, Selbstverachtung – gesellen sich immer mehr körperliche Beschwerden. Der Leidensdruck durch die Krankheit wird größer als ihr Gewinn.

Patientinnen berichten darüber:

»Ich halte es nicht mehr aus. Mein Leben besteht seit vier Jahren nur noch aus Nahrungssuche, Fressen und Kotzen. Ich will endlich leben, raus aus dieser schrecklichen Einsamkeit.«

»Ich habe niemanden mehr, keinen Freund, keine Freundin, nur noch fettes und süßes Essen, das mir aus Mund und Nase quillt. Es ekelt mich vor mir selbst. Ich will da raus. Ich halte es nicht mehr aus.«

»Es ist eine innere Stimme in mir, die immer lauter nach Nahrung schreit: Iss doch, iss doch. Sie übertönt alles andere. Ich komme nicht mehr dagegen an. Ich brauche Hilfe.«

»Nach mehr als hundert Stunden Therapie habe ich begriffen, dass das so nichts bringt. Ich fresse und rede meine Gefühle weg, sonst gar nichts. Ich brauche jemanden, der mir hilft, mein Fressen einzustellen, und der mir dann vor allem hilft, ohne Fressen mit meinen Gefühlen zurechtzukommen.«

»Neulich nachts habe ich gedacht, ich muss sterben. Ich habe mir geschworen, nie mehr ein Abführmittel einzunehmen. Ich werfe sie zwar nicht mehr handvollweise ein wie vorher, aber ich kann sie nicht ganz lassen, weil ich denke, ich muss platzen. Ich will eine Therapie machen, weil ich mich sonst endgültig zugrunde richte.«

»Meine Eltern haben gesagt, es ist ihnen egal, und wenn ich Tag und Nacht fresse und nie mehr aufhöre, es ist ihnen egal. So oft habe ich ihnen versprochen, es war das letzte Mal. So oft habe ich sie angelogen, betrogen und jeden Rat und jede Hilfe in den Wind geschlagen. Dieses Gefühl, dass es meinen Eltern egal ist, was ich tue, halte ich nicht aus. Ich denke, jetzt bin ich motiviert, eine Therapie zu machen.«

»Neulich im Seminar ist mir brutal klar geworden, dass ich mich überhaupt nicht mehr konzentrieren kann. Wenn ich so weitermache, kann ich mein Studium aufgeben. Eine schreckliche Vorstellung. Ich war immer so stolz auf meine Intelligenz. In der Schule habe ich alles mit links erledigt, und jetzt kann ich ganz einfachen Vorgängen nicht mehr folgen.«

»Ich habe mir immer eingebildet, ich werde es allein schaffen, ich werde es allen beweisen. Ich muss endlich meinen Stolz begraben und mir helfen lassen, aber ich habe riesige Angst vor so einer Therapie, vor allem davor, die Kontrolle über mein Essen an andere abzugeben. Ich kann mir das nicht vorstellen. Viele Jahre meines Lebens war das das Einzige, was mir gehört hat. Ich allein hatte die Kontrolle über mein Essen. Jetzt soll ich das Einzige, was ich habe, hergeben. Ich weiß, es muss sein. Aber ich finde es unendlich schwer.«

»Mein Leidensdruck ist immer größer geworden. Ich habe erkannt, wie ich mich selbst durch meine Krankheit am Leben hindere. Ich komme beruflich nicht weiter, nicht mit mir selbst und auch nicht auf zwischenmenschlicher Ebene. Ich enge mich unwahrscheinlich ein.«

»Ich will mich nicht mehr verstecken, mich zerstören und verachten, mich quälen und ständig auf meiner Seele herumtrampeln. Ich traue mir nichts mehr zu und will mich niemandem mehr zumuten.«

»Ich muss die Leere, die Ratlosigkeit und die Angst, die immer dann auftauchen, wenn ich nicht fresse und kotze, zulassen. Ich muss mich wiederfinden in dem Wust von Nahrungsmitteln, Schlankheitswahn, Selbstverachtung und Selbstbetrug.«

»Ich muss endlich erkennen, dass Nahrungsmittel für mich zur größten Bedrohung meines Lebens geworden sind. Ich muss umkehren, ehe alles zu spät ist.«

»Selbst kleinste Aufgaben überfordern mich völlig. Ich kann mich nicht mehr konzentrieren, bin antriebslos, depressiv und denke immer häufiger ganz konkret über Selbstmord nach. Ich kann und will nicht mehr länger so dahinvegetieren.«

»Ich habe meinen Körper, meine Gesundheit, meine Intelligenz, alle meine Träume systematisch mit dieser Krankheit zerstört. Ich will und kann so nicht weiterleben. Ich muss umkehren, aber ich weiß nicht wie.«

»Während der letzten Wochen habe ich nur noch im Bett gelegen und an die Decke gestarrt. Der Sinn fürs Leben ist mir völlig entglitten.«

»Ein sehr wichtiger Motivationsschub für mich waren die Ergebnisse der Untersuchung. Als ich erfuhr, welche Schäden ich durch mein Hungern, Fressen, Kotzen, durch Abführmittel und Alkohol meinem Körper und auch meinem Gehirn zugefügt hatte, wurde mir ganz übel, und ich schwor, meinem Körper niemals mehr so zu schaden wie in den letzten Jahren meiner Krankheit.«

»Ich denke, dass ich nach über acht Jahren eines äußerst unerfreulichen Lebens endlich das Leben lernen will. Ich habe sieben Jahre gebraucht, um einzusehen, dass ich ein Essproblem habe, und ein weiteres Jahr, um mich endlich durchzuringen, etwas dagegen zu tun. Ich bin entschlossen, dieses halbe Leben zu beenden und alle kranken Gewohnheiten über Bord zu werfen. Viele Dinge, die Grund für meine Krankheit sind, blockieren mein Wesen, meine Persönlichkeitsentwicklung. Deshalb sehe ich in einer Therapie eine reelle Chance, endlich meine Entfaltungsmöglichkeiten zu verwirklichen. Meine Motivation war nie größer als jetzt.«

»Ich will so wie bisher nicht mehr weitermachen. Die Krankheit hat mir ein Leben aufgezwungen, das mit mir selbst nichts mehr zu tun hat. Ich will so lange dagegen ankämpfen, bis ich sie besiegt habe, so dass ich Gefühle wie Glück und Zufriedenheit wieder spüren kann. Im Moment ist das Leben nicht mehr lebenswert mit all den krankheitsbedingten Einschränkungen. Ich fühle die Krankheit als Tumor in mir, der bald einen so riesigen Platz in mir eingenommen haben wird, dass ich nicht mehr dagegen ankämpfen kann. Wenn ich so weitermache, werde ich das, was ich mir vom Leben gewünscht und mir von ihm versprochen habe, nicht erleben. Ich möchte mich neu kennen lernen. Ich möchte wieder als normaler Mensch betrachtet werden. Ich möchte aus der Isolation herauskommen, die so gar nicht meinem Leben entspricht.«

»Ich will endlich die schreckliche Heimlichkeit aufgeben, mein Doppelleben offen legen, begreifen, was alles dahinter steckt. Aus der entsetzlichen Einsamkeit befreit werden, endlich Menschen treffen, die vielleicht genauso denken und fühlen wie ich, Menschen, die etwas Ähnliches erlebt haben.

Ich sehne mich danach, mich auszutauschen und endlich ehrlich zu sein. Ich glaube nicht an ein Wunder, nicht an jemanden, der mir mit einem Zauberstab alles nehmen wird, was mich so verzweifelt sein lässt, aber ich wünsche mir jemanden, der mich an die Hand nimmt und mir Mut macht, dass es für mich und mein Leben auch noch eine Chance gibt.«

Behandlung/Psychotherapie

Unabhängig von allen Überlegungen zur Entstehung von Ess-Störungen sind psychotherapeutische Verfahren die Mittel der Wahl zur Behandlung. Psychopharmaka allein haben sich in der Therapie von Ess-Störungen nicht bewährt, wohl aber in Einzelfällen in Kombination mit psychotherapeutischen Maßnahmen.

Das psychotherapeutische Repertoire ist sehr groß. Es reicht von der psychoanalytischen Einzelbehandlung bis zu verhaltenstherapeutischen Konzepten in Gruppen. Manche Therapeuten halten eine stationäre Behandlung zur Gewichtsregulierung oder zur Unterbrechung eines sich selbst verstärkenden pathologischen Regelkreises für unabdingbar. Andere bevorzugen auch bei schweren Krankheitsformen, mit Ausnahme lebensbedrohlicher Zustände, eine tagklinische oder ambulante Behandlungsform. Die persönliche Einstellung und Erfahrung von Therapeuten oder die Ausrichtung einer Institution setzen die Akzente in der jeweiligen Behandlungsstrategie. Aus der Vielfalt der Angebote geht hervor, dass es bis heute keine Methode gibt, die einen Behandlungserfolg garantiert. Nicht zuletzt wegen der nicht seltenen medizinischen und psychiatrischen Begleiterkrankung ist eine professionelle Therapie notwendig. Auch bei bestem Willen lassen sich Magersucht, Bulimie und Ess-Sucht nicht durch die Familie behandeln. Selbsthilfeinitiativen haben sich vor Therapien im Sinne der Motivation oder im Anschluss an eine Therapie im Sinne der Nachsorge bewährt. Die Behandlung in der Selbsthilfegruppe ist als alleinige Maßnahme ohne professionelle Supervision langfristig gefährlich. Verhaltenstherapeutische Methoden scheinen besser geeignet als analytische. Eine Gruppentherapie ist der Einzeltherapie überlegen.

Selbstmanagement

Viele Argumente sprechen für den von Kanfer und Mitarbeitern 1991 entwickelten Therapieansatz des Selbstmanagements. Dabei geht es darum, bei den Patienten die Eigenverantwortung und Fähigkeit zur Selbsthilfe zu fördern. Der Patient ist am therapeutischen Prozess aktiv beteiligt. Diesem neuen Verständnis der Therapeut-Patient-Beziehung liegt ein Menschenbild zugrunde, das die aktive Teilhabe des Individuums an der Bestimmung seines Lebensschicksals betont. Der Patient trägt zur Klarstellung der Störungen bei, die Gegenstand der Therapie sind, und erarbeitet Konzepte, wie er seine Lebenssituation befriedigend gestalten könnte. Er entwickelt in der Therapie ein plausibles Modell für die Entstehung und den Verlauf seiner Störungen, das es ihm ermöglicht, die Probleme in ihrem Gesamtkontext persönlich zu bewerten. Auf der Grundlage dieses Modells werden dann Veränderungsstrategien entworfen. – Der diesem Ansatz verpflichtete Therapeut orientiert sich am Prinzip der minimalen Intervention, das heißt, die Therapie hat die Funktion einer zielgerichteten effektiven, aber nur kurzfristigen Unterstützung. Der Patient soll möglichst selbstständig Strategien zur Problemlösung verfolgen. Er soll lernen, sein Verhalten in bestimmten Situationen in Richtung seiner persönlichen Ziele zu steuern, Emotionen und physiologische Erregungsmuster zu erkennen und zu beeinflussen. Mit störenden kognitiven Prozessen, wie zum Beispiel selbstabwertenden Gedanken, lernt er umzugehen und versucht, sie in Einklang mit eigenen Zielvorstellungen zu bringen. Dass die Ziele der therapeutischen Veränderung von Beginn an konkretisiert werden, fördert die Motivation des Patienten. Positive Zielvorstellungen werden entwickelt, unrealistische Ziele erkannt, geklärt und modifiziert.

Verhaltenstherapie

Bei der Bulimie waren die ersten nichtpharmakologischen Behandlungskonzepte eindeutig verhaltenstherapeutisch orientiert. Im Rahmen einer kognitiv-lerntheoretischen Sicht der Entstehung und Aufrechterhaltung der Bulimia nervosa wurden die Fressanfälle und das Erbrechen als gelernte Reaktionen in Belastungssituationen interpretiert. Demnach verfestigen sich Essanfälle bei zunehmender Krankheitsdauer als Mittel der Problemlösung. Parallel dazu werden angemessene Strategien zur Bewältigung von Stress immer mehr verlernt. Eine wenig ausgeprägte Wahrnehmung eigener Gefühle verhindert zudem das rechtzeitige Erkennen von Anspannung und Belastung. Aufgrund von bestimmten Denkschemata (zum Beispiel »ich muss immer perfekt sein«) besteht eine permanente Überforderung der Patientin, weil viele, auch normalerweise unproblematische Situationen als Belastung erlebt werden können.

In den letzten Jahren wurden gut strukturierte und speziell auf bulimische Ess-Störungen ausgerichtete verhaltenstherapeutische Programme erprobt. Meist wird dabei mit einem breiten Spektrum von Methoden gearbeitet, die von Entspannungsverfahren bis zu kognitiven Methoden reichen. Die häufigste therapeutische Methode ist die Beobachtung des eigenen Essverhaltens und der den Heißhungerattacken vorausgehenden Bedingungen. Eine weitere zentrale Rolle spielt die Veränderung gestörter Kognition, meist in Form kognitiver Umstrukturierung. Es werden verschiedene Gedanken auf ihre Irrationalität hin untersucht und Argumente für Alternativen erarbeitet. Zusätzlich werden mit Hilfe von Selbstsicherheitstrainings Verhaltensweisen aufgebaut, die in Belastungs- und Konfliktsituationen an die Stelle des Essens treten können. Als wichtig erachtet wird ein Ernährungstraining mit grundsätzlichen Informationen über Fehlernährung bei Bulimie und Ess-Sucht, Anregungen zu vollwertiger Ernährung und der Aufforderung, bestimmte Mengen an Nahrungsmitteln zu konsumieren. Wichtig sind der Aufbau eines geregelten Essverhaltens, die Feststellung typischer innerer und äußerer Auslöser für Heißhungerattacken und eine Veränderung der gestörten Selbstwahrnehmung, die mit einer verzerrten Einstellung zu Nahrung, Körper und Gewicht einhergeht.

Therapieziel ist eine Stärkung des Selbstbewusstseins der Patientin in der Weise, dass Gewicht und Äußeres nicht mehr die zentrale Rolle für das Selbstwertgefühl spielen. Die Zufriedenheit mit dem eigenen Körper ist wichtig, weil sie Rückfälle vermeiden hilft. Bei der verhaltenstherapeutisch orientierten Behandlung der Bulimie und Ess-Sucht wird die Eigenverantwortlichkeit der Patientin betont und die eigene Kontrolle über die Symptomatik bewusst gemacht.

Gruppentherapie

Unabhängig von der therapeutischen Orientierung hat sich in den vergangenen Jahren das Konzept der Gruppenpsychotherapie in der Behandlung von Ess-Störungen durchgesetzt. Die Gemeinsamkeiten im Gruppenprozess spielen eine entscheidende Rolle. Die Beziehungen zwischen den Gruppenmitgliedern schaffen Möglichkeiten zur Übertragung, so dass die vielfältigen Beziehungen zu den Mitgliedern der jeweiligen Ursprungsfamilie bearbeitet werden können. Die therapeutische Arbeit in der Gruppe erleichtert das Einüben sozialer Kompetenzen, das Ansprechen von Konflikten und stärkt die Durchsetzungsfähigkeit. Rückmeldungen kommen der Selbsteinschätzung im Dialog mit der Gruppe zugute, verzerrte Wahrnehmungen, Einstellungen und Denkgewohnheiten werden korrigiert. Jugendliche erleben ihre gleichaltrigen Mitpatienten sogar als glaub- und vertrauenswürdiger als Erwachsene.

Positive Gruppenerfahrungen korrigieren die krankheitsbedingten sozialen Defizite und bereiten somit entscheidende Schritte in Richtung einer sozialen Reintegration vor. Gerade bei jugendlichen Essgestörten stellt eine altersgemäße Reintegration einen entscheidenden Faktor für eine dauerhafte Gesundung dar. Dies gilt vor allem deshalb, weil die Betroffenen häufig mit der Bewältigung der für sie anstehenden Entwicklungsaufgaben wie beispielsweise Loslösung von den Eltern und Aufbau von altersgemäßen Beziehungen überfordert sind. Die Gruppe der Gleichaltrigen wirkt unterstützend und im Sinne eines Gegengewichtes zu den fast immer sehr engen und verstrickten Beziehungen innerhalb der Familie. Sie kann aus den Krankheitserfahrungen und Erkenntnissen der einzelnen Patientinnen Nutzen ziehen und gleichsam am Modell lernen. Insofern ermöglicht die Therapie in der Gruppe einen umfassenderen und vielfältigeren Lernprozess als die Einzeltherapie.

Therapiemodell am Therapie-Centrum für Ess-Störungen (TCE)

Unser eigenes Behandlungskonzept ist aus jahrelanger therapeutischer Erfahrung mit essgestörten Patientinnen hervorgegangen. Selbstkritische Beobachtungen im Hinblick auf die Wahrnehmung von Fehlentwicklungen und Misserfolgen, die Berücksichtigung kritischer Anmerkungen und Kommentare sowie der Wünsche von Patientinnen und Angehörigen haben über die Jahre zu Modifikationen unserer Behandlungsstrategien geführt. Entstanden ist ein Therapiekonzept, in welchem die Eigenverantwortung der Patientinnen eine zentrale Rolle spielt.

Ab 1987 haben wir bestimmte Therapicphasen definiert und damit einen Rahmen mit vorgegebenen zeitlichen Strukturen festgelegt. Zur gleichen Zeit wurde die bis dahin vorherrschende Einzelgesprächstherapie auf eine Gruppenpsychotherapie umgestellt. In einer Gruppe werden Patientinnen mit Magersucht, Bulimie und Binge-Eating-Störung gemeinsam behandelt. Im Herbst 1989 haben wir die bis dahin praktizierte vollstationäre Behandlungsphase durch eine tagklinische ersetzt. Das jetzt am Therapie-Centrum für Ess-Störungen praktizierte Behandlungsmodell gliedert sich in vier zeitlich aufeinanderfolgende Phasen:

- Ambulante Motivationsphase (1 Monat)
- Teilstationäre tagklinische Phase (4 Monate)
- Ambulante Phase (4 Monate)

Für jede dieser Phasen gilt: so viel professionelle Hilfe wie nötig, so viel Eigenverantwortung wie möglich. In den Grundzügen ist das therapeutische Konzept am Prinzip des Selbstmanagements orientiert. Es basiert auf der Fähigkeit, das eigene Leben aktiv zu beeinflussen. So bilden der eigenverantwortliche Entschluss einer Patientin zur Veränderung ihrer Lebenseinstellung und Lebensweise und die Bereitschaft, die für die Gruppe vereinbarten Regeln zu akzeptieren, den Ausgangspunkt der Behandlung. Die Ess-Störung erfüllt, wie bereits ausgeführt, eine oder mehrere Funktionen im Leben der Patientin. Sie ist Ausweg, Flucht oder Hilfe in einer als bedrohlich oder schmerzlich erlebten Lebenssituation. Der Entschluss der Patientin, die Symptome aufzugeben und die darauf verwendete Energie in positive Problemlösungsstrategien umzusetzen, ist der erste Schritt für eine Krankheitsbewältigung.

Folgende Aufgaben erwarten die Patientinnen in den einzelnen Phasen:
Im Erstgespräch: Entscheidung für die Teilnahme an der Motivationsphase.
In der Motivationsphase: Erarbeitung einer tragfähigen Motivation und Entscheidung für eine Therapie am TCE (= Therapievertrag).
In der Tagklinik-Phase: Symptomaufgabe, Bearbeitung verschiedener Themenbereiche, Gestaltung der Zeit außerhalb der Tagklinik, Erarbeitung einer Entscheidung zur Teilnahme an der ambulanten Phase.
In der ambulanten Phase: Fortsetzen der therapeutischen Arbeit mit abnehmender therapeutischer Begleitung und zunehmendem Selbstmanagement, das heißt, Gestaltung eines eigenverantwortlichen Lebens.

Ein wichtiger Baustein unseres Therapiemodells ist das Schreiben. Die Patientinnen machen in allen Phasen der Therapie Aufzeichnungen, das heißt, sie setzen sich mit den behandelten Problemen und Themen, mit Kritik, Vorschlägen und Angeboten vonseiten der Gruppe und der Therapeuten auch schriftlich auseinander. Letzten Endes ist das Schreiben eine Auseinandersetzung der Patientinnen mit sich selbst, mit ihrer Geschichte und ihrem gegenwärtigen Leben.

Die schriftliche Reflexion trägt nicht nur zur Klärung und Aufarbeitung von Problemen bei, sie entlastet und erleichtert gleichzeitig und gibt der Patientin längerfristig ein Gefühl von Autonomie und Eigenverantwortlichkeit. Außerdem könnte man sagen, dass das Niederschreiben von Problemen ansatzweise schon ein Teil der Lösung ist, denn Schreiben verändert die Person, die schreibt. So kann die Krankengeschichte im Laufe der Zeit zu einer Geschichte der Krankheitsbewältigung und Gesundung werden.

Die in diesem Buch aufgenommenen Berichte von Patientinnen unseres Therapie-Centrums geben einen Eindruck davon, mit welcher Offenheit, welchem Ernst Betroffene über sich selbst schreiben und versuchen, ihrer Krankheit auf die Spur zu kommen und sie zu überwinden.

Die Angehörigen beziehen wir mit Familiengruppenveranstaltungen mit in die Therapie ein.

Für 30 Patientinnen besteht in der tagklinischen und/oder in der ambulanten Phase die Möglichkeit, an einem therapeutischen Wohnprojekt teilzunehmen.

Erster Kontakt mit dem TCE

Viele Betroffene haben Angst vor einer psychotherapeutischen Behandlung. Sie können sich nicht vorstellen, ohne ihre Krankheit zu leben, die oft über Jahre ihr einziger Lebensinhalt war. Sie misstrauen allen, die ihnen ihr teuer erkauftes

Gut nehmen möchten. Es hat sich seit Jahren bewährt, dass sich in der Therapie fortgeschrittene Patientinnen des TCE als erste Gesprächspartner zur Verfügung stellen, sowohl telefonisch als auch an jedem Samstagnachmittag in einer so genannten Patientinnen-Sprechstunde in den Räumen des TCE. In aller Regel gelingt es unseren Patientinnen, die wir als die eigentlichen Expertinnen ansehen, aufgrund eigener Erfahrungen Rat Suchende zu motivieren, professionelle Hilfe in Anspruch zu nehmen, d. h. die Angst vor einer Psychotherapie zu senken.

Die erste Kontaktaufnahme mit dem TCE erfolgt fast immer telefonisch zur Vereinbarung eines Termins für ein persönliches Gespräch. Das so genannte Erstgespräch dient zum einen der Diagnosestellung mit kurzem Überblick über Krankheitsverlauf und Lebensereignisse, zum anderen wird die Patientin über die Arbeit am TCE informiert. Mit der Darlegung unseres Therapieverständnisses und unseres Behandlungskonzeptes sind wir von der ersten Begegnung an um möglichst große Transparenz und Offenheit bemüht. Im Erstgespräch wird sie motiviert, Vorteile und Nachteile einer Therapie beziehungsweise des Krankbleibens gegeneinander abzuwägen, sich zu überlegen, ob die Arbeitsatmosphäre und die Bedingungen des TCE für sie in Frage kommen, um dann eine eigene Entscheidung zu treffen. Die Teilnahme am Erstgespräch ist unverbindlich. Viele Patientinnen möchten sich erst einmal über unterschiedliche Therapiemöglichkeiten informieren, bevor sie sich für eine bestimmte entscheiden. Die Therapeutin beurteilt ihrerseits, ob eine Therapie am TCE für die Patientin geeignet scheint oder ob ihr eine andere Therapieform empfohlen werden sollte.

Motivationsphase

Die Motivationsphase beginnt einige Tage beziehungsweise Wochen nach dem Erstgespräch. Die Patientinnen werden persönlich angeschrieben und über den Beginn der Motivationsphase informiert. Ziel der Motivationsphase ist es, eine tragfähige Therapiemotivation aufzubauen und das Kennenlernen untereinander einzuleiten. Der Übergang in die Tagklinik-Phase erfolgt nicht automatisch, sondern ist die bewusste Entscheidung jeder Patientin für eine Therapie am TCE. Die Patientinnen schreiben ihre Gedanken zu den möglichen Vor- und Nachteilen der Therapie auf, artikulieren ihre Ängste und Befürchtungen und unterzeichnen zur Betonung ihrer eigenverantwortlichen Entscheidung einen Therapievertrag. Sie machen damit deutlich, dass sie über die Regeln und Absprachen am TCE informiert sind und deren Bedeutung und Sinn verstanden haben, und sie bekunden damit ihre Bereitschaft, diese zu akzeptieren.

Welche Gefühle und Gedanken die Patientinnen in dieser Phase bewegen, veranschaulichen die folgenden Notizen:

»Meine Gefühle schwankten zwischen himmelhoch jauchzend, dass das Schreckliche endlich ein Ende haben wird, und Angst und Panik, dass ich es ohnehin nicht schaffen würde. Ich hatte riesige Angst vor den vielen Mahlzeiten, vor den großen Portionen, vor dem Völlegefühl danach mit den vertrauten Gefühlen der Unlust und des Gelähmtseins, so dass mir jede Bewegung zu viel sein würde.«

»Ich hatte wieder das Gefühl, dass ich wahrscheinlich noch so viele Therapien machen könnte und doch niemals aus meiner

Bulimie herauskommen würde. Ich hatte Angst, mich nicht konzentrieren zu können, Angst vor alten, vertrauten unangenehmen Suchtgedanken, die ich so hasse und die mich quälen, aber von denen ich beherrscht bin.«

»Bange Fragen bewegten mich: Werde ich es vier Monate lang schaffen, täglich ins TCE zu gehen? Wie werde ich mit Kritik fertig werden? Wie wird es mir abends gehen, wenn ich nicht kotzen darf? Fragen über Fragen und eine Mischung aus Neugier und Angst beherrschten mich.«

»Ich habe Angst vor der Gruppe, noch mehr als vor den sechs Mahlzeiten, die ich essen soll. Wieder finde ich alle in der Gruppe attraktiver und sicher intelligenter als mich.«

»Ich bin riesig neugierig, und gleichzeitig habe ich große Angst vor all dem, was da auf mich zukommt. In der Gruppe sind etliche, die schon eine Reihe von erfolglosen Therapien hinter sich haben. Für mich ist es die erste, hoffentlich ist es nicht zu spät, hoffentlich bin ich überhaupt noch in der Lage umzukehren.«

»Ich habe das Gefühl, im TCE wird man ernst genommen, das motiviert mich sehr. Ich fühle mich nicht abgestempelt wie eine Bulimikerin, eine Süchtige, die ohnehin nicht ganz für voll zu nehmen ist.«

»Ich kann es gar nicht mehr erwarten, bis es endlich beginnt. Natürlich habe ich Angst vor den großen Mahlzeiten, Angst davor, vier Monate jeden Tag von morgens bis abends mit anderen essgestörten jungen Mädchen und Frauen zusammensein zu müssen, Angst vor Kritik, Angst, nicht mithalten zu können, Angst, es nicht zu schaffen.«

»Ich entschloss mich, eine Therapie am TCE zu machen, nachdem ich mit meiner Klasse eine Informationsveranstaltung am TCE besucht hatte und mir die Atmosphäre dort gut gefallen hatte. Das Therapiekonzept mit der Tagklinik-Phase und der ambulanten Phase gab mir das Gefühl, in guten Händen zu sein, und ich fand es für mich sinnvoller als einen stationären Aufenthalt, in dem ich die einzige Alternative gesehen hätte. Jetzt, da ich mein Abi hinter mir habe, ist sowieso ein neuer Lebensabschnitt angebrochen. Es ist Zeit, dass ich mir endlich Zeit für mich nehme, um endlich ein normales Leben führen zu können. In den letzten Wochen wurde mir immer klarer, wo die Ursachen meiner Ess-Störung liegen, aber es sind nur Ansätze, und ich kann das Ganze allein nicht entwirren. Ich weiß, dass ich Hilfe brauche, und ich bin sehr glücklich, dass ich die Chance habe, diese Hilfe in Form der Therapie im TCE zu bekommen. Ich möchte einen richtigen Neuanfang schaffen, um zu lernen, verantwortungsvoll mit dem Essen umzugehen, möchte die vielleicht einzige Chance wahrnehmen und diesen ganzen Ballast endlich loswerden, um dann mein Leben wieder richtig in die Hand zu nehmen. Ich freue mich auf den Therapiebeginn.«

»Heute schreibe ich zum ersten Mal über meine Gedanken und Gefühle – als Teil meiner Therapie am TCE –, um Herr über meine Bulimie zu werden und um das Kapitel meiner Esssucht endlich, endlich hinter mir zu lassen. Ich weiß noch genau, wie ich das bewusste Erbrechen als gar nicht schlecht empfand. Ich konnte ›ungesundes‹ Essen, das nicht im Rahmen meines sportlichen Ernährungsplanes stand, nach Belieben leicht loswerden. Von Sucht war bei mir damals keine Rede. Ich hatte ja alles unter Kontrolle, so bildete ich mir ein. Und so nahm meine Esssucht ihren Lauf. Heute fühle ich mich meiner Bulimie hoffnungslos ausgeliefert. Sie bestimmt mein Leben Tag für Tag und ist zentrales Thema, das nahezu alles andere Wichtige im Leben in den Hintergrund drängt. Ich glaube, es vergeht keine Stunde am Tag, in der ich nicht zumindest einmal ans Essen denke. Ich wundere mich heute noch, dass ich mein Abitur so erfolgreich gemeistert habe, dafür war mein erstes Studienjahr an der Universität umso erfolgloser.

Meine Motivation vor Therapiebeginn ist hauptsächlich, dass ich es satt habe, meiner Esssucht so ohnmächtig gegenüberzustehen und auf all die Freuden und den Genuss, den mir das Leben einst bescherte, zu verzichten: relaxen, in Ruhe lernen, herzhaft lachen, unternehmungslustig und flexibel sein, eine Freundin haben, bei der ich nicht gleich befürchte, dass sie mir zu nahe kommt. Das sind nur wenige Punkte, die mich sehr traurig stimmen angesichts der letzten Jahre, in denen ich eigentlich gar nicht richtig gelebt habe.«

»Vier Jahre, in denen ich mir etwas vorgelogen habe, brauchte ich, bis ich mich zu einer Therapie entschließen konnte. Ich redete mir immer ein, meine Bulimie sei nicht so schlimm und ich würde schon allein damit fertig werden. Tausend Gründe habe ich gefunden, um mich zu beruhigen, es würde schon alles wieder gut, wenn nur dieses oder jenes passieren würde. Ein Ereignis nach dem anderen traf ein, zum Beispiel ein neuer Freund, Abitur geschafft und so weiter. Aber an meiner Krankheit hat sich nichts geändert. Es wurde alles nur noch schlimmer. Heute weiß ich, dass ich nicht weiterhin meine Krankheit und deren Ursachen verdrängen darf, sondern mich endlich damit konfrontieren muss. Gerade jetzt, nach meinem Abitur, denke ich, ist ein guter Zeitpunkt, meine Probleme in Angriff zu nehmen, um gesund in meinen nächsten Lebensabschnitt zu starten.

Ich bin sehr froh darüber, dass ich die Therapie jetzt schon, und nicht erst im Januar, beginne, da ich damit das kleine Teufelchen in mir überrumpelt habe, das mir einreden will, in den vier Monaten bis Januar hätte ich es bestimmt allein geschafft, und mich zum tausendsten Mal zu überzeugen sucht, dass ja alles nur halb so schlimm sei. Auch wenn es hart ist, für vier Monate so gut wie von der Bildfläche zu verschwinden, bin ich mir dennoch sicher, dass ich genau das brauche, da ich so nicht ständig vor mir selbst fliehen kann. Diese Vorstellung macht mir zwar wahnsinnig Angst, aber mit Hilfe von außen und meiner eigenen Kraft hoffe ich, es zu schaffen.«

»Ich habe mich vor einigen Wochen für eine Therapie am TCE entschieden, weil ich endlich leben will, und ich bin entschlossen, mich mit allen Konsequenzen darauf einzulassen. Seit mehr als zehn Jahren bestimmen Anorexie und Bulimie mein Leben. Mein Selbstwertgefühl hing davon ab, ob ich zu- oder abnahm, dick oder dünn war. In meinem Körper kam es Tag für Tag zu kriegerischen Auseinandersetzungen. Die starke, leistungsfähige, gefühlsstarre und dünne Seite kämpfte gegen das willensschwache, unkontrollierbare, depressive und dicke Gegenstück.

Ich möchte endlich den Kriegsschauplatz verlassen und Frieden schließen. Es hat schon zu viele Verluste gegeben. Ich habe Osteoporose, die Zähne sind total kaputt, ich bin chronisch müde und kraftlos, ich habe meine Freundschaften vernachlässigt und mich zunehmend zurückgezogen. Wenn ich so Bilanz ziehe, dann habe ich das Gefühl, in einem Trümmerfeld zu stehen, aber ich will nicht aufgeben. Ich glaube, dass ich es mit Hilfe schaffen kann, aus diesen Trümmern eine Welt zu bauen, in der ich leben kann, eine bunte, lebendige Welt.

Ich will endlich ein Ja zu meinem Körper finden, ihn berühren können, ohne dass Ekelgefühle mich befallen, egal, ob er 40, 50 oder 60 Kilo wiegt. Ich möchte diese Ess-Störung begraben, die mich so viele Jahre meines Lebens gekostet hat. Ich möchte einen Weg finden, hin zu mir selbst, zu meinem Körper, meinem Gefühl, hin zu einem genussreichen, angstfreien, gesunden Leben, in dem die Lebensfreude nicht abhängig ist vom Zeiger auf der Waage. Ich möchte lernen, auf Enttäuschungen, Konflikte, Ängste, Stress anders zu reagieren als mit Hungern oder Fressen. Ich möchte wieder Zeit haben für meine Freunde, Zeit, Sport zu treiben, Klavier zu spielen, zu reisen und vielleicht auch wieder zu studieren, zum Beispiel Kunstgeschichte, Theologie, Philosophie.

Ich möchte endlich leben lernen. Allein traue ich mich nicht auf den Weg ins Leben. Zu groß ist die Angst, bei normaler Ernährung wahnsinnig zuzunehmen. Zu groß ist die Einsamkeit. Im TCE kann und muss ich vorerst wohl die Sorge um Essen und Gewicht anderen überlassen. Das ist gut so, denn ich weiß nach all den Jahren gar nicht mehr, was es heißt, normal zu essen. Ich weiß nicht, was richtig und was falsch ist. Mit Leichtigkeit kann ich andere über gesunde Ernährung oder Diät informieren, aber was mein Körper braucht und was gut für mich ist, das habe ich irgendwie vergessen. Wie ein Kind, das laufen lernt, muss und will ich neu lernen, meinem Körper Nahrung zu geben. Es wird ungeheuer schwer für mich sein, aber ich hoffe, dass wir uns untereinander in der Gruppe helfen können, und ich vertraue einfach darauf, dass ich am Ende der Therapie nicht fett und schwammig sein werde.«

»Ich bin hochmotiviert, denn ich habe es endgültig satt, mich ständig im selben Teufelskreis, der mich dermaßen gefangen hält und mich fertigmacht, zu drehen. Wenn ich daran denke, was ich mir schon alles verbaut habe, angefangen bei der Schule und dem Abitur, dann muss sich schleunigst etwas ändern. Außerdem habe ich jetzt schon zwei Klinikaufenthalte mit insgesamt 14 Monaten hinter mir, und das reicht wirklich. Meine Schwester war vor zwei Jahren auch hier und hat es geschafft. Sie ist gesund und ein völlig anderer Mensch geworden. Sie hat sich so zum Positiven verändert, dass mich das enorm anspornt. Sie ist für mich so eine Art Vorbild. An ihr sehe ich den Erfolg, den man hier erzielen kann, wenn man mitarbeitet und wirklich will. Ich möchte endlich anfangen, ein Leben zu leben, in dem ich auch genießen und loslassen kann. Und nicht ein Leben, das nur aus Zahlen, Gewicht und Essen besteht. Ständig macht mir dieses Essen einen Strich durch die Rechnung, ob bei Festen, beim Ausgehen und beim Spaßhaben, einfach überall. All die schönen Dinge im Leben sind einfach nicht mehr möglich. Hinzu kommen dann auch noch diese völlige körperliche Schlappheit, diese Trägheit und dieses grässliche Desinteresse auf der ganzen Linie. Ich möchte endlich wieder Dinge spontan und locker tun können und aus dieser festgefahrenen starren Struktur voller Ge- und Verbote ausbrechen. Ich habe dieses selbst erbaute Gefängnis endgültig satt.«

»Ich denke, dass ich mein Leben ziemlich heruntergewirtschaftet habe, sowohl gesundheitlich als auch in Bezug auf mein Studium und auf Freundschaften. Ich lebe nicht mehr, sondern ich vegetiere dahin. Ich dachte, ich würde mich nicht mehr einsam fühlen, wenn ich in der alten Geborgenheit und Vertrautheit meiner Familie wäre. Aber das stimmt nicht. Ich bin erst dann nicht mehr einsam und kann wieder leben, wenn ich die Krankheit aufgebe. Solange die Magersucht bei mir ist, kann ich nicht bei mir sein, aber solange ich zu Hause bin, kann ich den Schutz der Krankheit nicht hergeben. Deshalb will ich die Chance, die mir geboten wird, wahrnehmen und nicht ungenutzt vorüberziehen lassen.«

»Ich möchte endlich diese Krankheit loswerden. Ich habe das Gefühl, dass ich schon zu viel verpasst habe, weil mir einfach die Kraft fehlt. Es nervt mich, dass meine Gedanken den ganzen Tag nur ums Essen kreisen, dabei könnte ich meine Energie viel sinnvoller einsetzen. Außerdem freue ich mich auf die Gruppe. Die Leute, die ich bis jetzt kennen gelernt habe, sind mir sehr sympathisch. Hier kann ich, glaube ich, endlich ich selbst sein und meine Gefühle frei äußern. Mir gefällt die Atmosphäre im TCE. Ich freue mich auf die Therapie, aber gleichzeitig weiß ich auch, dass es nicht einfach, sondern auch anstrengend werden wird und dass ich auch viel mitarbeiten muss. Ich hoffe, dass das nicht nur meinem Kopf, sondern auch meinem Herzen klar ist, denn ich möchte meine Magersucht so schnell wie möglich loswerden und das Leben wieder genießen. Ich habe die Hoffnung, dass ich das jetzt noch schaffen kann, weil ich noch jung genug bin.«

»Ich habe gemerkt, dass mich das Dünnsein nicht glücklicher macht, dass ich dadurch auch nicht selbstsicherer oder stolzer auf mich geworden bin. Ganz im Gegenteil. Ich habe das Gefühl, reduzierter als früher zu sein, ja sogar uninteressanter. Der Gedanke an Essen beherrscht mich auch im fesselndsten Gespräch. Nie bin ich voll auf mein Gegenüber oder meine Arbeit konzentriert. Ich vergesse mehr als früher. Alles wird zum Problem, zur kleinsten Kleinigkeit muss ich mich aufraffen. Aus mir selbst scheint bis auf die Überlegung, was ich als Nächstes essen oder lassen könnte, gar nichts zu kommen. Zugegeben reizt mich an dieser Therapie auch im wahrsten Sinne des Wortes, den Löffel noch einmal aus der Hand zu geben für einige Zeit. Trotzdem schäme ich mich für diesen Gedanken, im Alter von 23 Jahren noch einmal das Nest zu suchen, das ich doch eigentlich mit meinem Auszug von zu Hause vor zwei Jahren endgültig verlassen wollte. Aber damit war es doch nicht getan. Am TCE spricht mich die Lebensnähe an. Ich habe dort nicht den Eindruck, dass ich hinterher mit 90 Kilo in einem ›Ich-bin-glücklich-Wolkenschloss‹ leben werde. Stattdessen erhoffe ich mir, mich endlich selbst zu fühlen und mein Leben eigenverantwortlich in die Hand zu nehmen.«

Tagklinik-Phase

Die Patientinnen, die gemeinsam an der Motivationsphase teilgenommen und diese mit Unterzeichnung des Therapievertrags beendet haben, beginnen als geschlossene Gruppe am selben Tag die Tagklinik-Phase und werden ebenfalls gemeinsam, vor Aufnahme der nächsten Tagklinik-Gruppe, in die ambulante Phase entlassen.

In der intensiven Therapiephase, der Tagklinik-Phase, werden auf allen Ebenen des therapeutischen Zugangs Veränderungsprozesse angeregt, kurz- und längerfristige Ziele definiert und Problemlösungsstrategien erprobt. In dieser Phase wird es der Patientin durch die tägliche intensive Arbeit und umfassende Betreuung erleichtert, ihr Symptomverhalten im geschützten Rahmen aufzugeben und auftretende Konflikte zu bearbeiten. In dieser Therapiephase werden die Weichen für Erfolg oder Misslingen einer langfristigen Krankheitsbewältigung gestellt.

Patientinnen berichten von ihrer ersten Zeit in der Tagklinik:

»Der erste Tag in der Klinik ging zu Ende. Ich fühlte mich sehr unwohl. Ich wusste, dass die Gefahr eines Rückfalls riesig war. Am Nachmittag schon versuchte ich, die in mir aufkommende Gier zu bekämpfen, Gedanken rasten durch meinen Kopf: Tu es, tu es ein letztes Mal. Und dann wieder: Wenn du so anfängst, brauchst du die Therapie gar nicht erst zu beginnen. Es gelang mir, zunächst an vielen Bäckereien vorbeizugehen, ohne meiner Gier nachzugeben, aber dann am Supermarkt war es aus. Ich kaufte alles, was ich wollte. Das Gefühl danach war grauenhaft. Die Therapie hatte eben erst begonnen, und ich war bereits rückfällig geworden. Wie sehr hatte ich mir vorgenommen, nie mehr in meinem Leben zu erbrechen und nie mehr zu fressen. Als ich ins Bett ging, schwor ich: Das war das letzte Mal. Ich will die Therapie ernst nehmen. Ich will an die Kraft in mir glauben und es gemeinsam mit den anderen in der Therapie versuchen.

Am nächsten Morgen habe ich den anderen von meinem Rückfall erzählt. Sie waren alle unheimlich nett und haben mir Mut gemacht; sie wollten mir helfen. Ich solle, wenn mich noch einmal der Fressdruck übermannte, jemanden aus der Gruppe anrufen. Wir haben unsere Telefonnummern untereinander ausgetauscht. Ich will es tun.«

»Generell habe ich keine Probleme, mich in die Gruppe einzubringen. Ich fühle mich nicht als Außenseiterin oder nicht dazugehörig. Doch ich merke, dass es mir noch sehr schwer fällt, etwas von meinem Inneren preiszugeben. In dem Moment habe ich Angst vor Kritik und Verletzung, davor, dass die anderen mich nicht verstehen oder mich mit meinem konkreten Problem fertigmachen wollen. Es wirkt auf mich so, dass einige aus der Gruppe schon völlig über den Dingen stehen und vielleicht kein Verständnis für mich aufbringen. Ich habe Angst, wieder, wie schon so oft in meinem Leben, als Versagerin dazustehen. Dieses negative Gefühl habe ich schon sehr verinnerlicht, und es ist nicht so einfach, aus diesem Gedankenkreislauf herauszukommen.

Manchmal würde ich mir gern mehr Raum nehmen, wenn ich spüre, dass innerlich so viel da ist. Doch ich gestehe mir dieses Bedürfnis nicht zu oder bin in dem Moment froh, nichts gesagt zu haben, obwohl ich weiß, dass es wichtig wäre. Ich wünsche mir mehr Offenheit und Vertrauen der Gruppe gegenüber, und dass ich die Angst ablege, nicht aufgefangen oder gar verletzt zu werden.«

»Ich finde es ganz neu und beachtlich, dass innerhalb so kurzer Zeit Vertrauen aufgebaut werden kann, was jedem ermöglicht, offen über sich und seine Gefühle zu reden und auch teilweise verstanden zu werden. Für mich selber ist es zwar noch ein großes Problem, mich einzubringen, weil ich irgendwie noch Angst habe, dass ich nicht durchkomme oder dass einfach niemand zuhört. Ich brauche eine extrem lange Anlaufzeit, bis ich mich überhaupt traue, etwas zu sagen, und dann stellt dies eine sehr große Anstrengung dar.«

»Ich bin mit gemischten Gefühlen in die Klinik gekommen. Zwar überwog die Hoffnung auf eine schönere Zukunft, da es nach acht Jahren die erste Therapie für mich war. Gleichzeitig spürte ich eine riesige Unruhe und Angst in mir. Plötzlich kamen mir vier Monate wie eine Ewigkeit vor. Ich hatte das Gefühl, das sicher nicht auszuhalten. Ich lernte Patientinnen kennen, die schon unzählige Therapien hinter sich haben, offensichtlich ohne Erfolg, denn sonst wären sie jetzt nicht im TCE.«

»Heute wollte ich absolut nicht ins TCE. Es grauste mich vor dem ständigen Sitzen und Zuhören und auch vor den vielen Menschen. Ich hatte das Bedürfnis nach Ruhe und Abstand, und es störte mich, dass ich nicht einmal das Wochenende für mich allein haben sollte. Immer die gleichen Gesprächsthemen, die Vorstellung in mir, wer ist besser, wer ist dünner als ich. Ich habe das Bedürfnis wegzulaufen. Gestern beim Nachmittagskaffee war ich wieder so übersättigt und voll wie noch nie. Ich hatte das Gefühl, ich kann nicht mehr, um keinen Preis, und mir kam wieder der Gedanke zu erbrechen. Schrecklich! Und ich hatte so gehofft, wenn ich ins TCE gehe, sind mein Fressdruck und mein Wunsch zu erbrechen weg. Ich erkenne, dass das nicht so ist und dass eine Therapie etwas unendlich Anstrengendes ist. Ob ich das vier Monate durchhalte, weiß ich nicht.«

»Meine Gefühle am Anfang waren sehr gemischt. Eigentlich kann ich sie nicht so recht zuordnen. Sie wechselten zwischen totaler Vorfreude und der Verunsicherung, ob das alles einen Sinn hätte, ob diese Therapie nun endlich greifen würde, nachdem ich schon drei erfolglose Therapien gemacht hatte. Irgendwann überfiel mich ein richtig warmes Glücksgefühl, endlich eine Chance zu haben zu lernen, Essen als etwas Schönes zu empfinden, dass auch Essen wieder für mich mehr würde als nur eine reine Nahrungsaufnahme und ein Kalorienzählen. Gleichzeitig hatte ich natürlich auch wahnsinnige Angst: vor der Gewichtszunahme und davor, dick und damit unbeliebt zu werden. Angst davor, dass gerade bei mir die angestrebte Gewichtszunahme nicht, wie bei den anderen Patientinnen, in eine vielleicht weibliche, aber dennoch schöne Figur mündet, sondern in einen kugelrunden Fettkloß, den niemand mehr anschauen mag. Ich hatte auch Angst, dass die Magersucht in Fresssucht übergehen könnte, da mir die Mahlzeiten hier schmeckten. Ich habe schon einige Male befürchtet, die Kontrolle zu verlieren und nicht mehr aufhören zu können mit dem Essen. Ich habe große Ziele und große Wünsche. Ich möchte meinen Körper und mich selbst mit all meinen Schwächen, Mängeln, aber auch meinen Kräften akzeptieren können. Ich möchte wieder fähig werden, mich für andere Menschen und deren Probleme zu interessieren und mich und andere Personen lieben zu können. Ich möchte auch wieder einen Sinn für die Zukunft finden, meine Kräfte spüren, was ich mir kaum noch vorstellen kann.«

»Meine Erwartungen an die Therapie sind, Hilfe zu bekommen im Umgang mit dem Essen. Wie viel, wie oft darf und muss ich essen, ohne ein schlechtes Gewissen haben zu müssen. Ich habe die Erwartung, vieles zu lernen im Umgang mit anderen, mich durchsetzen zu können, zu meinen Meinungen, Ideen und Ansichten zu stehen, nein sagen zu lernen, nicht immer nur nett zu sein, aus Furcht, sonst nicht gemocht zu werden. Meine Ängste sind, dass ich zu schnell zunehme, die Hürde eines zu dicken Bauches wieder nicht überwinden kann, rückfällig werde, Essen einspare oder wieder ganz schlimm erbreche, weil ich es nicht aushalte: diese Übelkeit und dieses Drücken, dieses Völlegefühl in meinem Bauch, wenn ich etwas gegessen habe. Ich habe Angst, mich wieder nicht richtig auf die Therapie einzulassen, in der Gruppe wieder nichts zu sagen oder nur Oberflächliches, nicht das Wirkliche, aus Sorge, dass es blöd klingt, zu banal oder lächerlich ist, was ich denke und meine. Ich habe Angst vor den Gefühlen, die während der Therapie hochkommen, vor dieser maßlosen Traurigkeit, die ich nicht begründen kann. Ich habe Angst, dass ich meine Gedanken und Gefühle selektiere und nur das erzähle, womit ich immer noch ganz gut dastehe; dass ich nicht ehrlich bin und wieder einmal nur eine meiner vielen Rollen spiele. Meine Gefühle bestehen aus ganz viel Angst, ganz viel Mulmigkeit und dann wieder auch ganz viel Hoffnung, Motivation und am Schluss sogar Freude auf das, was kommt. Unterm Strich ist meine Einstellung positiv, und ich bin froh, hier im TCE angekommen zu sein.«

Ambulante Phase

Gegen Ende der Tagklinik-Phase schließen die Patientinnen zum Übergang in die ambulante Phase einen weiteren Vertrag ab. Wie am Ende der Motivationsphase sollen sie mittels einer klaren Entscheidung und im Bewusstsein der zu erfüllenden Regeln und Bedingungen für eine konstruktive Zusammenarbeit in die nächste Therapiephase gehen. Patientin, Gruppe und therapeutisches Team treffen eine gemeinsame Entscheidung über die weitere Therapie der Patientin. In der ambulanten Phase werden die Themen aus der Tagklinik-Phase immer wieder aufgegriffen und vertieft. Die Patientinnen arbeiten an langfristigen Bewältigungsstrategien für ihre Probleme und versuchen, ihr Leben mit Hilfe der Gruppe so zu gestalten, dass sie ohne Symptome existieren können. Lebensqualität, Zufriedenheit und die Arbeit der Planung an der eigenen Zukunft werden mit dem Schwinden der Symptomatik zu immer wichtigeren Themen. Die Therapeuten treten in ihrer Bedeutung für die Patientinnen zurück. Sie helfen bei der Strukturierung der Gruppen und in Krisensituationen, geben aber die Hauptverantwortung an der Gestaltung der ambulanten Phase immer mehr in die Hände der Patientinnen. In der ambulanten Phase sind die Patientinnen mit ihrem täglichen Leben weitgehend auf sich gestellt. Die Gruppe bietet emotionalen Halt und die Möglichkeit der therapeutischen Bearbeitung von Problemen im Hintergrund der Krankheit.

Therapieformen am TCE

Uns erscheint eine zweigleisige Therapie der Magersucht, Bulimie und Ess-Sucht notwendig, das heißt, es werden sowohl dic Probleme im Hintergrund der Erkrankung als auch die Symptome der Ess-Störungen gezielt behandelt. Nach unserer Erfahrung ist weder die einseitige Aufdeckung und Aufarbeitung der psychischen Probleme noch die alleinige Behandlung der Ess-Störung, die in aller Regel nur die Spitze des Eisbergs ist, gut geeignet, Magersucht, Bulimie und Ess-Sucht zu bewältigen.

Der Entschluss zur Aufgabe des Symptoms, das heißt des gestörten Essverhaltens, ist in unserem Krankheitsverständnis der erste Schritt zur Veränderung und Voraussetzung für die Bewältigung der Krankheit. Die Patientinnen berichten übereinstimmend, dass essgestörtes, symptomatisches Verhalten die Fähigkeit zu einer differenzierten Selbstwahrnehmung herabsetzt. Viele Patientinnen werten es als eine entscheidende Funktion der Symptome, schmerzliche oder andere intensive Gefühle, Wahrnehmungen und Erlebnisse gar nicht mehr oder nur wie im Nebel spüren zu müssen. Erst der bewusste, willensgesteuerte Verzicht auf das Symptom im geschützten Rahmen der Therapie ermöglicht ein Wiederbewusstwerden oder ein erstmaliges Wahrnehmen konflikthafter Gefühle, Gedanken und Erinnerungen. Unterschiedliche therapeutische Aktivitäten helfen, die Aufgabe des Symptoms erträglich zu machen und neue spezifische Problemlösungsstrategien und Kompetenzen aufzubauen.

Ernährungstherapie

Die Ernährungstherapie beginnt mit einer erweiterten Symptomauflistung und der Bestandsaufnahme des bisherigen Ernährungsverhaltens. Am TCE fassen wir den Begriff Symptom deutlich weiter, als das üblicherweise im klinischen Bereich geschieht. Symptomatisches Verhalten sehen wir nicht nur im Zusammenhang mit der Nahrungsaufnahme, denn es umfasst unserer Ansicht nach eine Vielzahl von Verhaltensweisen. Wir bezeichnen jedes Verhalten, das eine Bewältigung anstehender Aufgaben vermeiden hilft, als dysfunktional. Manchen Patientinnen macht es Angst, ihr Symptomverhalten vor der Gruppe preiszugeben und sich auf diese Weise die Flucht in das Symptomverhalten während der Therapie zu erschweren. Andere empfinden es als Befreiung.

Damit jede Patientin die Art und den Umfang der eigenen Symptome leichter erkennen kann, werden in der Gruppe im Brainstorming-Verfahren alle möglichen Symptome zusammengetragen und an die Tafel geschrieben. Aus dieser Gesamtliste stellt sich dann jede Patientin ihre individuelle Symptomliste zusammen.

Beispiel einer Symptomliste:
- Heimlich essen
- Extrem große Mengen essen
- Fette, süße, abartige Nahrungsmittel zum Kotzen
- Billige, verdorbene Nahrungsmittel zum Kotzen
- Teure Nahrungsmittel zum Nichtkotzen
- Schichten des Essens, um leichter zu kotzen
- Essen verschlingen
- Beim Essen weinen
- Sehr viel trinken
- Tagsüber nicht essen

- Abends/nachts sehr viel essen
- Keine Tischkultur
- Immer auf der Suche nach verfügbarem Klo zum Erbrechen
- Zähneputzen nach dem Erbrechen
- Abführmittel, Appetitzügler, Entwässerungsmittel
- Von der Arbeit nach Hause kommen und gleich zu essen anfangen
- Essen vorausplanen, nur noch an Essen denken
- Nichts wegwerfen, Essen aus dem Müll holen
- Essen verstecken, Müll verstecken
- Kontrollverlust nach einem Bissen Essen
- Nicht aufhören können zu essen
- Fremde Lebensmittel wegnehmen
- Stehlen
- Ständiges Lügen in Bezug auf Essen
- Riesige Mengen kochen
- Zu viel einkaufen
- Immer braun sein (Solarium)
- Lebensmittel horten
- Kein Sport, keine Bewegung, sich nicht spüren wollen
- Passivität, ständige Schlappheit, Müdigkeit, Lustlosigkeit
- Nervosität, Aggressivität
- Ständig gute Vorsätze und schlechtes Gewissen
- Sich isolieren
- Zu spät kommen, unzuverlässig sein
- Stetiger Abbau von Selbstbewusstsein und Selbstwertgefühl
- Keine Fröhlichkeit mehr, Unsicherheit, Zweifel
- Traurigkeit, Resignation

Den Ausgangspunkt für eine Symptomanalyse bilden die Symptom-Dias, die der Selbstkonfrontation mit den eigenen Symptomen dienen. Hierzu spielt jede Patientin auf vier Bildern typische Szenen ihres symptomatischen Verhaltens nach, ohne dabei wirklich zu essen und zu trinken. Dabei ist eine Krankenschwester anwesend, gibt Hilfestellung und macht die Aufnahmen. Für jede dieser vier Situationen schreiben die Patientinnen ein »Drehbuch«. Die Dias werden in der Gruppe angesehen und besprochen.

Dabei ist erstaunlich, wie die jeweils individuell gestalteten Dias bereits Hinweise auf mögliche Funktionen des Symptoms geben. Für die meisten Patientinnen ist die Selbstkonfrontation belastend und spannungsgeladen. Viele von ihnen haben es über Jahre vermieden, sich der Ausmaße ihres Symptomverhaltens bewusst zu werden. Durch die Erstellung des Drehbuches sind sie gezwungen, sich bis ins Detail mit ihrem Symptom auseinander zu setzen. Anhand der Konfrontation mit den Dias wird eine genaue Beschreibung des Symptomverhaltens angeregt. Für die meisten ist es im Nachhinein eine große Erleichterung, endlich über all das sprechen zu können, was sie so lange verheimlicht haben und worin sie sich nicht verstanden fühlten.

Die Symptombeschreibung bildet die Grundlage für eine Verhaltensanalyse. Die Analyse erfolgt nach einem so genannten ABC-Schema:

A Auslösende Situation, etwa: Ich komme nach Hause und fühle mich einsam.

B Bewertung: Mich mag ohnehin niemand. Ich werde immer einsam bleiben. Es ist alles egal.

C Konsequenz: ein Fressanfall.

Beispiele von Betroffenen:

ABC – Schema
Wie könnte ein Heißhungeranfall bei mir abgelaufen sein?

A	B	C
Auslösende Situation: • Einsamkeit • Unstrukturierte Zeitspanne	**Bewertung:** • Keiner liebt mich. • Ich mache was, das Spaß macht. • Ich hab ja sonst nix. • Habe kein Geld für andere Aktivitäten. • Was soll ich sonst tun. • Keine Lust, was zu machen. • Bin eh leer von der Arbeit.	**Konsequenzen:** • Fressen, Erbrechen

A	B	C
Auslösende Situation: • Erschöpfung nach Uni • Angst vor Anforderungen und vor Kommilitonen • Unzufriedenheit über die eigene Passivität	**Bewertung:** • Ich möchte abschalten, jetzt habe ich meine Ruhe. • Ich kann es nicht ertragen. • Ich kann nicht Tag für Tag den Alltag meistern. • Es tut mir alles so weh.	**Konsequenzen:** • Essen, erst langsam, dann immer schneller • Sich ins Bett legen und lesen • Sicherheit und Geborgenheit, Entspannung und Müdigkeit, Vergessen

A	B	C
Auslösende Situation: • Unterdrückung von Gefühlen (Wut, Trauer, Freude, Verletztheit; Angst, Einsamkeit, Sorgen) • Stress • Keine Leistung • Prüfungsangst • Starke psychische/physische Belastung • Überforderung • Zu hohe Ansprüche an mich • Enttäuscht von mir oder anderen • Erschöpfung • Versagen • Gewicht auf der Waage • Verzerrtes Körperbild im Spiegel • Vorhergehendes Fasten • Probleme wegschieben • Depression • Langeweile • Unzufriedenheit mit mir und allen anderen dann auch	**Bewertung:** • Nicht denken, will mich nur noch mit Essen ablenken. • Jetzt tu ich mir endlich mal was richtig Gutes. • Ich bin so scheiße. • Ich verkrafte das alles nicht mehr. • Warum immer ich? • Was ist an mir schon gut? Nichts! • Jetzt habe ich schon wieder versagt. • Wieso kann ich nicht zu fressen aufhören? Nur noch heute, dann mach ich wieder Diät! • Es ist doch jetzt eh schon egal! • Oh Gott, bin ich fett! • Heute gönne ich mir mal wieder was! • Ich Idiot, warum habe ich jetzt schon wieder nicht gesagt, was ich denke und fühle, was ich will! • Lasst mich bloß alle in Ruhe! • Nur noch einmal!	**Konsequenzen:** a) Verhalten • Einkaufen • Fressen • (Kotzen) • Ich sitze vor dem Fernseher und schlinge alles in mich hinein und bin abgelenkt. b) Körper • Körper geschwächt, fühlt sich eklig an, müde, schlapp. c) Gefühle • Ich bin so eklig. • Ich mache das nie wieder. • Ich bin so schlecht. • Wie kann man mich so lieben? • Traurigkeit • Immense Wut • Nur noch schlafen wollen • Angst vor mir selbst

A	B	C
Auslösende Situation: • Angst, etwas leisten zu müssen, es nicht zu schaffen • Meine Gedanken schwarz auf weiß zu sehen und es einfach furchtbar finden • Nicht gut zu sein • Bewertet/ kritisiert zu werden • Etwas von sich zeigen zu müssen (meine Themenauswahl, mein Konzept, meine Formulierung ...) • Eigenständiges Arbeiten	**Bewertung:** • Ich schaffe das nicht. • Ich weiß nicht, wie/wo ich anfangen soll. • Das wird eh wieder nichts. • Du findest wieder keinen Zugang zum Thema. • Du hast keine Ahnung und wirst wieder zu viel lesen und dich verzetteln. • Ich brauche etwas zu essen, um mich zu beruhigen. • Iss einfach nebenher, dann machst du wenigstens etwas daran. • Essen tust du ja eh die ganze Zeit, dann iss nebenbei, dann kommst du wenigstens ein bisschen weiter, vielleicht klappt's dann. • Nebenher essen heut ... • Ich kann mich eh nicht richtig konzentrieren, dann esse ich jetzt, und dann hab ich es hinter mir, um dann richtig zu lernen. • Nur 'ne Stunde, dann lerne ich weiter/oder dann fange ich richtig an. • Nachher lern ich dann ganz konzentriert, und dann geht das ganz zack-zack, schließlich bist du ja nicht dumm, wenn du dich richtig konzentrierst. Dann macht es ja auch Spaß. *Nach einer gewissen Zeit dachte ich dann:* • Jetzt ist es eh schon egal für heute, dann lern ich morgen konzentriert, dann hol ich alles wieder auf.	**Konsequenzen:** a) Verhalten • Entweder anfänglich nebenbei essen oder • Sofortiges Aufstehen vom Schreibtisch und beginnen zu essen und fernzusehen b) Gefühle • Zufrieden • Beruhigt/wieder ruhig • Entspannt • Angenehm bekanntes Gefühl • Wieder ruhig und ohne Probleme • Das Lernproblem war mehr oder weniger vergessen, plötzlich war nur noch die Zeit/Dauer des Essens das Lernproblem, gar nicht mehr der inhaltliche Faktor. c) Körper • Mein Körper war nie Thema während des Essens, erst beim Kotzen war er wieder präsent, und ich hatte oft das Gefühl, »er gibt den Ton an« in Bezug auf das Kotzen; das heißt, wenn mein Magen nicht wollte, gab er das Essen nicht her. • Beim Kotzen habe ich dann ganz extrem auf meinen Körper geachtet; ich konnte z.B. oft genau sagen, wie viel ich wiege und wie meine Körpermaße sind/waren.

Parallel zu der Bestandsaufnahme des bisherigen Ernährungsverhaltens in der Binge-Eating-Störung, der Bulimie und Magersucht wird in einem praktischen Training adäquates Essverhalten wieder neu gelernt. Dazu gehört die Einhaltung von sechs Mahlzeiten am Tag, die Zubereitung der Mahlzeiten, das Kochen und Essen in einer Kleingruppe, gemeinsames Einkaufen, Essen in der Mensa und abendliche Verabredungen zum Restaurantbesuch. Für die Strukturierung und Portionierung der Mahlzeiten hat sich bei unseren Patientinnen der Ausdruck »Essen nach Struktur« eingebürgert.

Die Patientinnen verpflichten sich zu Beginn der Tagklinik-Phase, nicht nur ihr gestörtes Essverhalten aufzugeben, sondern als Magersüchtige zuzunehmen, als bulimisch Kranke ihr Gewicht zu halten oder bei Vorliegen einer Binge-Eating-Störung mit Übergewicht abzunehmen. Für jede Patientin wird in Absprache mit dem Team und der Gruppe eine Zielvorgabe hinsichtlich ihres zu erreichenden Gewichtes festgelegt. Für Patientinnen mit einem extrem niedrigen Gewicht wird das Essen in stündliche Mahlzeiten von circa 100 kcal aufgeteilt. Im Verlauf der Therapie soll die Zunahme in kontinuierlicher Form mit 500 g bis maximal 1 kg pro Woche erfolgen. Patientinnen wiegen sich zu Beginn täglich, später, entsprechend individueller Absprachen, unter Umständen nur noch einmal pro Woche. Sie tragen ihr Gewicht in eine Kurve ein.

Der Aufbau eines eigenverantwortlichen Essverhaltens erfolgt in drei Stufen.

1. Stufe: Zubereitung der Mahlzeiten durch Diätassistentinnen, Portionierung der Mahlzeit durch Diätassistentinnen, Essen mit Therapeuten.
2. Stufe: Mithilfe bei der Zubereitung von Mahlzeiten, eigene Portionierung der Mahlzeiten, nach Vorbild essen ohne Therapeuten.

3. Stufe: Selbstständige Zubereitung der Mahlzeiten, selbstständige Portionierung ohne Hilfe, Buffetessen, Restaurantbesuch, Kochen für alle Patientinnen und Therapeuten, Ernährungsworkshop.

Nach jedem Mittagessen kommt die Gruppe zusammen, um das aktuelle Essenssymptomverhalten jeder einzelnen Patientin zu besprechen, alternative Verhaltensstrategien zu entwerfen und deren Einsatz zu planen. Die Gruppe geht dabei nach folgender Struktur vor:
Selbsteinschätzung des Symptomverhaltens durch die einzelnen Patientinnen,
Fremdeinschätzung des Symptomverhaltens durch die Gruppe,
Konstruktive Kritik,
Vorschläge zur Verhaltensplanung, Hilfsangebote, Vereinbarungen und Verträge.

Es ist unerlässlich, das Vorgehen in der Mittagsbesprechung mit den Patientinnen zu Beginn der Tagklinik-Phase einzuüben, ehe sie die Sitzungen eigenverantwortlich moderieren. Dabei lernen die Patientinnen, Kritik als konstruktive Rückmeldung zu formulieren. Ziel ist es, Eindrücke bezüglich einer Mitpatientin so zu formulieren, dass daraus konkrete Schritte für eine Veränderung entwickelt werden können. Zudem sollen positive und bereits veränderte Aspekte eines Verhaltens nicht nur wahrgenommen, sondern auch verstärkt werden. Gestörtes Essverhalten wird in der Gruppe analysiert. Nimmt eine Patientin zu viel oder zu wenig, isst sie zu schnell oder zu langsam, folgen auf die Analyse konkrete Veränderungsvorschläge und Hilfsangebote.

Die betroffene Patientin gibt in der nächsten Mittagsbesprechung Rückmeldung über die Einhaltung der Abmachung. Ignoriert eine Patientin die Vorschläge der Gruppe zu einer notwendigen Verhaltensänderung auf der Symptomebene wiederholt, so wird die Motivation zur Veränderung genauer hinterfragt. Auch hier kommt es zu konkreten Vorschlägen der Gruppe und zu Absprachen, z. B. Abschluss eines Vertrags.

Die therapeutische Begleitung in der Ernährungstherapie versteht sich als Hilfe zur Selbsthilfe und versucht, Unterstützung dort anzubieten, wo sie von den Patientinnen gewünscht und benötigt wird.

Folgende Unterstützungsmöglichkeiten sind gegeben:

- Individuelle Beratung der Patientin in der Ernährungssprechstunde
- Informationen über gesunde Ernährung
- Küchendienst im Beisein der Diätassistentin
- Therapeutische Leitung der Mittagsbesprechung der Patientinnen
- Ernährungsberatung
- Ernährungsworkshops

Die Ernährungsberatung nimmt einen zentralen Platz in der Ernährungstherapie ein. Sie muss sich dem Wissensstand der Patientin anpassen. Die Informationsvermittlung darf weder über- noch unterfordern. Persönliche Wünsche, Vorlieben und Abneigungen, Befürchtungen, Erwartungen und Erfahrungen der Betroffenen müssen erfragt und berücksichtigt werden. Ebenfalls ist es unabdingbar, dass in der Ernährungsberatung Gefühle und Gedanken bezüglich der Ernährung thematisiert und mögliche Verzerrungen korrigiert werden, um Ängste berücksichtigen zu können.

Patientiennen kommentieren ihre Erfahrungen mit der Ernährungstherapie im TCE:

»Das Essprogramm im TCE bedeutet mir ganz viel Halt. Ich konnte mich von Anfang an gut auf die Essensstruktur einlassen. Seit Beginn der Tagklinik hatte ich keinen Fressanfall mehr und habe nicht erbrochen. Gelegentlich fällt es mir allerdings schwer, die Magersüchtigen in der Gruppe beim Essen zu beobachten. Manchmal möchte ich dann auch dünner sein, als ich es bin, und dann wieder machen sie mich aggressiv, wenn sie in ihrem Essen herumstochern und immer wieder versuchen, nicht alles aufzuessen.«

»Die Abende fallen mir sehr schwer, weil ich es gar nicht gewöhnt bin, nicht zu fressen. Ich weiß mit meiner Zeit so wenig anzufangen, bekomme Angst, dass ich mit Spannungen, Ängsten und unangenehmen Gefühlen nicht anders umgehen kann.«

»Bisher hatte ich drei Rückfälle in der Therapie. Die überschwängliche Erleichterung am Anfang der Therapie hat sich gelegt. Ich habe gemerkt, wie schwer es ist zu lernen, ohne Sucht zu leben. Ein täglicher Kampf, und immer wieder fühle ich mich bedrängt von Gedanken, die es mir schwer machen, an einer Bäckerei oder einem Supermarkt vorbeizugehen, ohne einzukaufen und in mich hineinzufressen. Aber ich will es schaffen! Das sage ich mir täglich aufs Neue.«

»Das Essen war für mich lange Zeit der einzige Freund, mit dem ich auszugleichen versuchte, was mir fehlt, zum Beispiel Liebe, Zuneigung und Anerkennung. Meine Motivation, diesen Freund herzugeben, war in den ersten Wochen der Therapie äußerst schwankend. Einerseits wollte ich unbedingt von der Krankheit loskommen, weil ich die Trostlosigkeit der Zeit vor dem TCE vor Augen hatte, dann wieder war ich gequält von Zweifeln, ob ich es schaffen würde. Die Vorstellung,

Kränkung, Spannung und Einsamkeit zukünftig aushalten zu müssen, ohne mich mit Essen trösten zu können, machte mir oft riesige Angst.«

»Ehe ich ins TCE kam, hatte ich täglich abends einen Fressanfall. Bei einem solchen Fressanfall habe ich alles Greifbare, manchmal extrem dick machende Lebensmittel, verschlungen und anschließend alles wieder erbrochen. In der Tagklinik hatte ich bisher keinen Fressanfall, worauf ich riesig stolz bin. Aber ebenso riesig ist die Angst, dass ich eines Tages denke, erbrechen zu müssen, um nicht weiter zuzunehmen. Sollten Fressdruck und der Impuls zu erbrechen abends, wenn ich allein zu Hause bin, für mich unerträglich werden, rufe ich jemanden aus der Gruppe an. Ich bin sicher, das wird mich davon abhalten, es zu tun.«

»Es ist sogar schon vorgekommen, dass es mir im TCE zusammen mit den anderen so richtig gut geschmeckt hat, auch wenn es sich um Lebensmittel gehandelt hat, die ich früher grundsätzlich erbrochen habe.«

»Die Umstellung in Bezug auf das Essen ist mir im TCE nicht so schwer gefallen, weil ich allem sehr optimistisch gegenüberstand. Ich habe den Beginn der Therapie gleichsam als Stunde Null angesehen, bei der ich bereit war, alles zu verändern. So machte mir auch das Essen anfangs keine großen Probleme, da ich sehr enthusiastisch war und auch alles aß. Ich konnte es kaum erwarten, die Zunehmerportionen zu essen. Auch mit den sechs Mahlzeiten hatte ich keine großen Schwierigkeiten. Abends hätte ich sogar oft und gern noch mehr gegessen und hatte sogar Probleme damit, mich zu beherrschen und nicht über die Struktur zu essen, aber ich hielt alles penibel ein.

Das hat sich dann geändert. Auf einmal fiel es mir schwer, alles aufzuessen. Irgendwann erschien es mir schier unmöglich. Ich fühlte mich wie eine Ameise vor einem unüberwindlichen Berg. Als ich mich dennoch zwang, alles in mich hineinzustopfen, hätte ich heulen können. Ich dachte, gleich ist es so weit, gleich bekomme ich einen Fressanfall. Aber ich habe bisher keinen Rückfall gehabt, und wenn ich ehrlich bin, habe ich auch nicht endlos zugenommen, wie ich das immer befürchtet hatte.«

»Ich habe eigentlich keine Probleme mit dem Essen. Anfangs hat es zwar noch ziemlich lange gedauert, bis der Teller endlich leer war, aber das hat sich inzwischen geändert. Es schmeckt mir alles sogar wieder richtig gut. Es ist schön, essen zu dürfen ohne schlechtes Gewissen. Lebensmittel wie Butter und Fette jeglicher Art kann ich inzwischen auch essen und manchmal sogar genießen. Früher habe ich sie grundsätzlich nur in mich hineingeschlungen bei einem Fressanfall, um sie hinterher wieder zu erbrechen. Inzwischen habe ich kapiert, dass Quark, Milch, Joghurt und Käse mit Fettgehalt besser schmecken als ohne.«

»In den ersten Tagen fiel mir das Essen im TCE unendlich schwer. Ich hatte das Gefühl, ohne ein Erbrechen nach dem Essen zu platzen. Das Völlegefühl wurde immer unerträglicher, und manchmal wäre ich am liebsten weggelaufen. Das alles hat sich sehr geändert. Ich merke, dass es gar nicht so unmöglich ist, zu essen und das Essen zu behalten, und manchmal, wenn ich ehrlich bin, kann ich das Essen sogar schon genießen. Meine panische Angst hat sich gelegt. Ich fange auch an, es zu genießen, mit anderen zusammen zu essen. Seit Jahren habe ich heimlich und versteckt meine Fressorgien gefeiert und mich dabei immer mehr isoliert. Ich habe keine Einladung mehr angenommen und es völlig verlernt, in Gesellschaft zu essen.«

»Am schlimmsten sind für mich das Mittag- und das Abendessen. Ich schlucke die Nahrungsmittel mechanisch hinunter, schmecke wenig und bin froh, wenn es vorbei ist. Danach fühle ich mich total voll und habe das Gefühl, dass mein Bauch wächst und wächst, je mehr ich darüber nachdenke, was ich alles in mich hineingeschaufelt habe. Der Drang, hinterher zu erbrechen, ist oft sehr groß, und ich muss mich nach dem Essen ablenken, zum Beispiel spazieren gehen. Es war ganz gut, dass ich in der zweiten Woche Küchendienst hatte, denn durch die Aktivitäten fiel es mir leichter, den gefüllten Magen zu ignorieren. Inzwischen fühle ich mich nach dem Essen jedoch nicht mehr so schlecht wie in den ersten Tagen der Therapie. Rückfälle hatte ich bisher noch nicht. Ich hatte auch nie den Wunsch nach einem Fressanfall. Gelernt habe ich in diesen Wochen der Therapie, dass ich essen kann, ohne sprunghaft zuzunehmen, selbst Pizza, Nudeln, Eis und Kuchen – diese Lebensmittel habe ich seit einigen Jahren nur in Fressanfälle eingebaut, aber nie normal gegessen. In Zukunft möchte ich mich dem Essen mehr zuwenden, mir mehr Zeit nehmen, um wieder zu schmecken, was ich konsumiere. Momentan esse ich eher hastig, um es schnell hinter mich zu bringen.«

»Es ist mir am Anfang sehr schwer gefallen, mich auf die Struktur einzustellen, weil es mir kaum möglich erschien, nach der langen Zeit der Fress- und Kotzernährung mich an übliche und normale Portionen zu gewöhnen. Ich muss meine riesige Gier im Zaum halten, mich ihr nicht hingeben, sondern verzichten lernen, vor allem dann, wenn ich noch Hunger habe. Ich weiß, dass das kein Hunger nach Nahrung ist, sondern Hunger nach Liebe und Zuwendung. Ich muss endlich begreifen und aufhören, mich mit Nahrung vollzustopfen, die mir ohnehin nicht das geben kann, was ich suche. Ich vertraue hier auf die Essensstruktur und bemühe mich darum, sie einzuhalten. Ich versuche, mir und meinem Körper Zeit zu geben, sich auf diese Ernährung einzustellen. Ich hoffe sehr, wenn ich gesund bin, endlich ohne extreme Abnehmphasen und ohne extreme Fressphasen leben zu können.«

»Mit dem Essen habe ich überhaupt keine Probleme mehr. Ich bin froh und dankbar, endlich eine Struktur zu haben, endlich zu wissen, was ich essen und vor allem auch behalten darf. Anfangs hatte ich ziemliche Schwierigkeiten mit den Süßigkeiten. Es war für mich fast wie eine Entziehungskur. Vor allem in Frustsituationen schien es mir einfach unmöglich, ohne Schokolade weiter existieren zu können. Wenn ich jetzt derartige Gelüste bekomme, das heißt, mich die alte Gier überkommt, versuche ich sofort, mich abzulenken. Ich telefoniere, gehe spazieren, besuche eine Freundin oder lese. Ich will den Kampf gewinnen. Ich will normal mitessen, mir seelische Befriedigungen woanders suchen als im Essen.«

»Nach anfänglichen Schwierigkeiten, wie Völlegefühl, Blähungen und so weiter, geht es mir mit dem Essen im TCE sehr gut. Es ist schön, einfach alles, was da ist, auch essen zu dürfen, ja sogar zu müssen, ohne sich dabei Gedanken über Kalorien und Mengen machen zu müssen. Auch endlich wieder einmal nach vielen Jahren eine warme Mahlzeit zu essen, ist toll. Und so viele verschiedene Lebensmittel probieren und genießen zu dürfen, wie zum Beispiel eine Soße zum Essen, ist etwas Herrliches. Im TCE zu essen, heißt für mich, hundert Prozent zu essen. Ich darf alles essen, was die anderen essen, es genießen, ich darf es aufessen und darf es auch behalten, ich muss nicht danach auf die Toilette rennen und es wieder auskotzen. Das Essen, das ich auf dem Teller habe, gehört einfach vollkommen mir, und das nicht nur für eine halbe Stunde. Manchmal habe ich noch das Gefühl, nicht genug zu bekommen, und ich würde gerne weiter essen ohne Ende. Aber ich sage mir dann, dass ich satt bin und nicht aus Hunger weiteressen möchte, sondern einfach aus dem Gefühl heraus, all das aufholen zu wollen, was ich mir stets versagt habe.«

»Ich hatte riesige Angst vor den vielen Mahlzeiten im TCE, weil es sieben Jahre her ist, dass ich etwas gegessen habe, ohne es danach wieder zu erbrechen. Ich war mir sicher, dass mir das Essen aus allen Poren quellen würde und ich nach vier Monaten nur noch aus Fett bestünde. Jetzt, nach sechs Wochen, ist von all den Horrorvorstellungen nichts eingetroffen. Ich habe sogar abgenommen, und wenn ich ganz ehrlich bin, freue ich mich meistens auf das Frühstück und das Mittagessen.«

»Wie soll ich meine riesige Leere füllen, meinen unstillbaren Hunger stillen, meine Kränkungen ertragen, wie nicht in Traurigkeit versinken, wenn ich vor Selbsthass vergehe, wenn ich ab sofort meine Fressorgien einstellen soll? Das waren meine panischen Gedanken, bevor die Therapie angefangen hat. Jetzt sind es genau siebzehn Tage her, an denen ich nicht gefressen habe, und das seit fünf Jahren erstmalig. Ich bin riesig stolz auf mich und hochmotiviert, so weiterzumachen. Ich sage mir jeden Tag aufs Neue: Heute fresse ich nicht, und ich werde es schaffen, was auch immer passieren mag.«

»Ich fühle mich fett und aufgeblasen, ich habe Angst zu platzen, ich sehne mich nach nichts mehr als nach einer Hand voll

Abführmittel, möchte sie reinschmeißen und danach auch noch kotzen. Niemandem geht es so schlecht in der Gruppe wie mir. Offenbar stecken die anderen das Essen einfach so weg und fühlen sich auch noch wohl dabei, während ich das Gefühl habe, immer fetter zu werden.«

»Gestern Abend war ich nahe daran, in den Supermarkt zu rennen und alles einzuladen, was ich in all den Jahren in mich reingefressen habe. Die Vorstellung, noch ein einziges Mal vor dem Fernseher zu liegen und zu essen, zu essen ohne Ende, war fast ein nostalgisches Gefühl. Aber dann dachte ich daran, wie viele Tage ich es jetzt schon geschafft habe, nicht zu fressen, und dass ich mir geschworen habe, niemals mehr zu erbrechen, weil es so unendlich widerlich und unwürdig ist. Heute Morgen habe ich der Gruppe von meinem Beinah-Fressanfall, den ich aber nicht hatte, erzählt, und sie waren alle unheimlich nett und haben mir gesagt, ich sollte stolz auf mich sein.«

Wie weiter oben ausgeführt, ist das Erkennen des eigenen komplexen Symptomverhaltens und die Bearbeitung der einzelnen Symptome ein wichtiger Bestandteil unserer Therapie. Das Essverhalten ist bei jeder Patientin das auffälligste Krankheitszeichen. Um in diesem Bereich den Entschluss zur Veränderung und Umkehr zu unterstreichen, gleichsam vor Zeugen zu demonstrieren, nehmen die Patientinnen auch äußerlich Abschied von ihrem Symptom, indem sie sich von Nahrungsmitteln, Kleidungsstücken und anderen Utensilien, an denen sich ihre Ess-Störung manifestierte, trennen und diese abgeben.

»Mir fällt es schwer, mich mit dem Abschied vom Symptom abzufinden, denn bis vor einer Woche hatte ich das Gefühl, immer noch zurückkehren zu können zu meinem langjährigen Lebenssinn und -inhalt. Zumindest hatte ich sehr zwiespältige Gefühle. Einerseits sah ich die Trostlosigkeit meines bisherigen Lebens, andererseits hatte es auch eine starke Anziehung, sich einfach fallen zu lassen und sich dem Sog zu ergeben. Nachdem ich mir gestern Fotos von früher angeschaut habe, empfinde ich mich im Augenblick als zu dick und unförmig, vor allem an den Oberschenkeln. Und als ich meinen Gürtel abgegeben habe, musste ich sehr mit mir kämpfen, denn mein Gürtel war meine Messlatte. In ein bestimmtes Loch zu kommen, gab mir ein großes, starkes Gefühl und war mir enorm wichtig. Ab und zu bin ich jetzt schon stolz darauf, seit Beginn der Therapie nicht rückfällig geworden zu sein.«

»Am letzten Wochenende habe ich mich auf Essensebene von meinem Symptom, einerseits zu hungern und andererseits zu fressen, verabschiedet. Es gibt Tage, da komme ich ganz gut damit zurecht, doch dann packt mich wieder ein enormes Bedürfnis, zu fressen und zu kotzen. Ich weiß bis heute noch nicht genau, warum, denn Hunger ist es nicht, eher ein Verlangen auf psychischer Ebene, wenn ich mich mit mir selber schlecht fühle. Bei Ärger oder Wut über andere habe ich dieses Gefühl kaum noch, weil ich jetzt doch Aggressionen loslassen kann. Ganz schlimm ist es, wenn ich mich einsam und ungeliebt fühle.«

»Meine Jeans, Levis 501, abzugeben, fiel mir besonders schwer. Ich spüre, dass ich immer noch gerne in diese Hosen reinpassen würde, hatte sie auch noch oft an. Sie haben gezwickt, und ich musste den obersten Knopf offen lassen. Das macht mich fertig. Ich fühle mich eklig und dick wie ein Schwein. Vor allem denke ich immer, alle anderen sind dünner als ich. Davon würde ich gerne loskommen, mich immer mit allen anderen zu vergleichen. Sie erscheinen mir grundsätzlich besser als ich. Ich habe meine Augen weit offen, um andere zu beobachten. Oft fühle ich mich dann ätzend und würde am liebsten wegrennen. Auch wenn mich jemand komisch anschaut, beziehe ich dies sofort auf mich selbst. Ich denke immer, ich bin an allem schuld und für alles verantwortlich. Jetzt bin ich vom Thema abgekommen, aber die Gedanken an meine Jeans haben dazu geführt. Ich habe noch welche zu Hause. Ich merke, dass ich mir damit noch ein Hintertürchen offen halte, aber ich will auch diese jetzt abgeben, auch wenn ich mich mit dem Gedanken, dass ich nie wieder in diese Hosen reinpassen werde, nicht so recht anfreunden kann.

Ich sehe mich, glaube ich, nicht als ganzen Menschen, sondern als etwas, was aus fetten Oberschenkeln, dickem Bauch und vor allem Pausbacken besteht. Manchmal, wenn es mir gelingt, mich als Ganzes zu betrachten, merke ich, dass das alles nicht so schlimm ist. Meine Kalorientabelle abzugeben, fiel mir nicht schwer. Ich will nicht mehr genau wissen, wie viele Kalorien ich am Tag zu mir nehme, und jedes Lebensmittel als verboten oder erlaubt einstufen. Trotzdem ertappe ich mich gerade beim Einkaufen oft dabei, verschiedene Lebensmittel nach Kalorien zu vergleichen, die ja meist auf den Packungen angegeben sind. Auch wenn ich symbolisch meine Tabelle abgegeben habe, muss ich noch sehr aufpassen, nicht zu viel daran zu denken. Symbolisch habe ich auch die Waage abgegeben. Ich bin erleichtert, dass wir uns nicht mehr jeden Tag wiegen. Die Waage war seit Jahren mein Stimmungsbarometer. Jeden Tag wog ich mich zweimal. In irgendeiner Weise bin ich auf jeden Fall noch von der Waage abhängig und merke, dass die Zahl auf der Waage noch wichtig ist und viel davon abhängt. Ich glaube, auch deswegen, weil ich meinen Körper nicht gut einschätzen kann und es mir nicht schwer fallen würde, abzunehmen. Ich möchte die Waage nicht mehr als

Feind oder Freund betrachten, sondern als etwas, das mir hilft, meinen Körper zu kontrollieren im positiven Sinne.

Wovor ich Angst habe, sind die ganzen Symptome, die man nicht symbolisch abgeben kann. All die Gedanken, die mich die Jahre gefangen hielten, dieses Schwarz-Weiß-Denken, das dauernde Getriebensein, immer etwas tun, sich ablenken zu müssen, der wahnsinnige Selbsthass und der Wunsch, am liebsten einfach wegzulaufen oder nicht mehr zu leben. Ich bin auch ein Weltmeister im Sehen der negativen Dinge. Oft fällt es mir schwer, positiv zu denken. Ich komme mir wertlos, ungeliebt und allein vor. Ich habe meine Symptome auf Essensebene, meine Jeans und so weiter abgegeben, aber alle diese Gedanken sind trotzdem noch da.«

»Ich werde heute meine Magersuchtshosen abgeben. Ich verspüre einen großen Widerstand in mir, diese nun zu engen, unbequemen Kleidungsstücke herzugeben. Der Wunsch, wieder dünner zu sein, ist nach wie vor da. Er sitzt wie ein kleines Teufelchen in meinem Körper und versetzt mir kontinuierlich kleine Nadelstiche. Wenn ich mich umschaue, dann sehe ich ständig sehr schlanke, schöne Frauen und fühle mich entsetzlich fett und unförmig. Ich hasse mein rundes Gesicht und diesen massigen Körper. Wenn ich in meine Hosen reinpasse, dann wüsste ich, dass ich nicht allzu dick sein kann. Ich gebe meine Klamotten ab, aber viel lieber würde ich meinen Selbsthass, den Wunsch, dünn zu sein, mein verzerrtes Körperbild, meinen Negativismus abgeben. Es ist so verdammt schwer, dagegen anzukämpfen, aber ich bin überzeugt, dass sich der Kampf lohnt. Immerhin sind Abführmittel und Fressanfälle relativ weit weg. Ich kann mir ein Leben ohne diese Dinge gut vorstellen. Aber am bedrohlichsten erscheint mir mein Magersuchtsdenken, und momentan habe ich große Angst vor dem Leben nach der Tagklinik.

Ich will und werde jedoch auch allein in meinem vertrauten Umfeld jeden Tag aufs Neue der Krankheit den Krieg erklären, und ich glaube fest daran, dass auch ich eines Tages meinen Körper annehmen und befreit essen kann. Mein Leben wird ohne Krankheit viel reicher sein, und manchmal, in Momenten, wo ich absolut sicher bin, die Bulimie/Anorexie zu überwinden, macht es mir einfach Spaß, mir dieses Leben vorzustellen, und ich freue mich darauf. Auch ich werde einmal unbelastet und fröhlich mit Freunden essen können. Ich werde ohne Ängste in den Urlaub fahren oder Leute zu mir einladen. Ich kann meine Kraft und Energie in andere Dinge investieren, die mir Spaß machen. Ich werde nicht mehr chronisch müde, erschöpft, angespannt, depressiv, aggressiv sein und immer nur meine Ruhe haben wollen. Trotzdem, es fällt mir noch total schwer, mich mit meinem Gewicht und den Rundungen zu arrangieren, sie zu akzeptieren. Meine Ratio weiß, dass meine Wahrnehmung nicht stimmt, aber das Gefühl ist stärker.

So ist der Abschied von meinem dünnen Körper für mich sehr schmerzhaft, aber es wird sich lohnen. Seltsam, gerade stelle ich mir vor, wie es wohl wäre, wenn ich heute das TCE verlassen würde. Habe ich wirklich meine Symptomatik abgegeben? Nein! Es ist mir hier in diesem tragenden, wohlwollenden, verständnisvollen Umfeld (Gruppe und Therapeuten) möglich, mein Symptom zu verabschieden. Wäre ich jedoch allein zu Hause, ohne Unterstützung, ich glaube, ich würde jetzt wieder rückfällig werden. Ich fühle mich noch total unstabil, wackelig auf den Beinen. Aber irgendwie bin ich auch überzeugt davon, dass ich hier die notwendige Stabilität für ein eigenständiges, selbstverantwortliches Leben ohne Ess-Störung erreichen werde.«

»Beim Ernährungsworkshop ist mir in erster Linie klar geworden, dass Lebensmittel mit Recht so heißen, denn man braucht sie zum Leben, und man kann sie erleben.

Es war faszinierend für mich, die Unterschiede zu spüren, zu riechen und zu schmecken. Speziell beim Zubereiten des Obstsalates kapierte ich, dass Obst nicht gleich Obst ist. Eine Birne ist kein Apfel und eine Weintraube keine Kiwi. Wäre ja auch komisch, eine behaarte Weintraube zu löffeln!?!?!

Auch dass sich die einzelnen Nahrungsmittel durch die ›Bearbeitung‹ in Aussehen, Geruch und Konsistenz verändern, war (wieder) neu für mich, obwohl das total logisch ist. Ich habe gemerkt, dass ich das Essen – den komischen farblosen Haufen da vor mir – nur in mich hineinkatapultiert habe, ohne mir darüber Gedanken zu machen, wie mir das schmeckt und was das ist. Sicher, ich konnte dann schon sagen, ob es gut war, ob es süß, sauer oder salzig war, aber sonst nichts.

Interessant fand ich auch, was zum Thema ›Umgangsformen‹ gesagt wurde. Manches wusste ich schon, anderes aber war mir unbekannt beziehungsweise habe ich nicht beachtet, zum Beispiel ›bitte‹ und ›danke‹ zu sagen, oder dass man es mit der Gastgeberrolle auch übertreiben kann. Ich werde in Zukunft auch etwas besser auf die Atmosphäre achten, zum Beispiel einen Blumenstrauß auf den Tisch stellen. Und ich werde mir Zeit nehmen, das Essen zu genießen. Ich darf ja essen und mich trotzdem pudelwohl fühlen!!«

»An den Ernährungsworkshop hatte ich keine Erwartungen, demzufolge auch keine Ängste. Ich war halt neugierig auf das Programm. Der Samstag hat mir dann ausgesprochen gut gefallen. Ich war an der Fertigstellung der Bananenmilch beteiligt und habe noch die Sahne für den Obstsalat geschlagen. Bananen und Sahne gehör(t)en für mich in die Kategorie der ›verbotenen‹ Lebensmittel. Im Ernährungsworkshop konnte ich diesen Produkten jedoch unbefangen und ohne Angst begegnen. Das Beschnuppern, Befühlen und Probieren machte mir Spaß; ich befand mich sozusagen auf Entdeckungsreise, denn ich wusste eigentlich gar nicht, wie sich diese Sachen anfühlen, geschweige denn, wie sie wirklich schmecken. An Kalorien dachte ich kein einziges Mal. Ich mochte die weichen, süßen Bananen und auch die leichte, luftige Sahne, und mir kam der Gedanke, dass Essen vielleicht auch etwas Sinnliches, Genussvolles sein kann.

Ich war froh, dass wir die Zwischenmahlzeit zu viert zubereitet haben. Zum einen ist es einfach schöner, so etwas mit anderen zu machen und zu gucken, wie unterschiedlich die Wahrnehmung sein kann. Zum anderen mag ich nicht allein die Verantwortung für das Essen tragen, weil ich meinem Geschmack nicht traue.

Fazit: Ich kann mir vorstellen, dass ich Essen irgendwann genießen kann und dass es immer mehr an Bedrohlichkeit verliert.«

»Mir hat der Ernährungsworkshop sehr gut gefallen. Ich war in der Gruppe, die die Karottensuppe gekocht hat. Ich fand es total interessant, darauf zu achten, wie eine rohe und eine gekochte Karotte aussieht, riecht und schmeckt. Trotzdem hatte ich ein bisschen Probleme mit dem Probieren. Es war komisch, wieder einfach etwas zu probieren, nur um abzuschmecken. Ich hatte es mir so lange verboten. Doch jetzt ist mir klar geworden, dass ich von ein paarmal Probieren nicht satt werden kann. Ich versuche jetzt auch zu Hause, beim Kochen abzuschmecken. Das Mittagessen in der Gemeinschaft war sehr schön an dem toll dekorierten Tisch. Dabei ist mir aufgefallen, dass ich in den letzten Jahren mein Essen immer nur heruntergeschluckt habe, ohne wirklich etwas zu schmecken. Das möchte ich von jetzt an ändern.«

»Ich war in der Gruppe derer, die den Obstsalat zubereitet haben. Es fiel mir nicht schwer, mit dem Obst umzugehen. Das Schneiden ging ganz mechanisch, da ich früher viel Obst gegessen habe. Eine lange Zeit war Obst mein einziges Nahrungsmittel. Als ich das Obst aber genauer untersuchte, fiel mir auf, dass eine harte Birne ganz anders schmeckt als eine weiche, was mich sehr überrascht hat. Es war schön, mit den anderen zusammen das Essen vorzubereiten, was für mich früher absolut unmöglich war, da mich keiner beim Essen und bei der Zubereitung sehen durfte. Ich habe sicher bei diesem Workshop gelernt, Nahrungsmittel bewusster zu essen und zu genießen und nicht einfach hinunterzuschlingen. Trotz allem aber habe ich noch sehr stark gemerkt, welche große Rolle Kalorien in meinem Leben spielen und dass ich noch nicht davon los bin, die Nahrungsmittel nach Kalorien einzuteilen.«

»Auf dem Workshop habe ich festgestellt, dass meine Wahrnehmung von Essen extrem reduziert ist, und zwar auf süß, sauer, heiß, kalt, lecker oder ›mag ich nicht‹. Es ist mir schwer gefallen zu beschreiben, wie zum Beispiel kalte Banane im Vergleich zu warmer schmeckt. Wenn andere aus der Gruppe beschrieben haben, was sie schmecken – zum Beispiel, dass unreife Bananen pelziger schmecken –, dann konnte ich es meistens auch so empfinden. Ich hatte Probleme, beim Abschmecken zu definieren, was am Essen noch fehlt. Ich kann nur sagen, es ist o.k. oder es fehlt noch etwas. Aber ob es der Honig ist oder mehr Banane in den Shaker gehört, kann ich nicht sagen. Ganz besonders hat mich gefreut, welche positiven Erfahrungen ich mit Sahne und brauner Banane gemacht habe. Beides hat mich schon geschüttelt, wenn ich mir nur vorgestellt oder gesehen habe, wie andere es sich in den Mund steckten. Aber nachdem ich es selbst probiert hatte, war ich verblüfft, besonders über die Sahne. Sie war richtig lecker, sowohl flüssig als auch geschlagen. Ich wollte es erst gar nicht laut sagen, aber ich bin begeistert. Ähnliche Erfahrungen habe ich auch mit Butter in den vergangenen Wochen hier im TCE gemacht. Ich habe sie mein Leben lang, schon als kleines Kind, abgelehnt wie die Sahne und später nur in meinen Fressanfällen heruntergeschlungen, um sie danach wieder auszukotzen. Aber jetzt schmeckt sie mir. Alles schmeckt abgerundeter, nicht mehr zu trocken.

Eine Sache hat mich am Ende des Workshops aber richtig geärgert. Ich habe mich nach meinen reichlichen Kostproben, besonders auch der Sahne, echt gut gefühlt. Als aber in der Runde andere sagten, dass es ihnen schlecht gehe, weil sie eine halbe Weintraube zwischendurch zusätzlich zur Struktur gegessen hatten und auch, dass sie es in Gedanken mit dem übrigen Essen verrechnen würden, fing ich auch an, mich schlechter zu fühlen. Plötzlich dachte ich an die Unmengen von Sahne in meinem kleinen Bauch und bekam auch ein blödes, ungutes Gefühl. Das fand ich total ärgerlich.«

Körperwahrnehmungstherapie

Essgestörte Menschen beschränken sich auf ein schmales Stück unnatürlichen Lebens. Ihr Denken ist von der Ess-Störung besetzt. Was und wie sie essen, hängt entweder vom Kaloriengehalt der Nahrungsmittel ab oder von ihrem heimlichen krankhaften Heißhunger. Ihr Essen ist also weit entfernt von dem behaglichen Gefühl der Sättigung oder gar von Freude oder Genuss am Essen. Ihre Sinne sind abgestumpft in den langen selbst auferlegten Hungerperioden beziehungsweise den Heißhungerattacken mit oder ohne anschließendem Erbrechen.

Mit den Ess-Störungen gehen Störungen der Körperwahrnehmung einher. Diese können als Kardinalsymptome der Magersucht angesehen werden, spielen aber auch bei der Bulimia nervosa und der Binge-Eating-Störung eine wichtige Rolle. Gerade der Umgang mit dem eigenen Körper bereitet jeder Patientin enorme Ängste. Dies ist vielleicht der am stärksten geschädigte Bereich ihrer Persönlichkeit. In dieser Beziehung fühlen sie sich besonders unsicher und inkompetent und tragen viele schmerzliche Erinnerungen mit sich herum. Die Patientinnen sind mit ihrem Körper fast immer unzufrieden. Sie beurteilen ihn überwiegend negativ. Sie verhalten sich ihrem eigenen Körper gegenüber feindlich, was von Selbstverletzungen bis zur aktiven Selbstzerstörung führen kann, und weisen nicht selten Berührungen durch andere ab. Die Abneigung gegen den eigenen Körper ist oft gebunden an das momentane Körpergewicht, das für viele Patientinnen das sichtbare, quantifizierbare Zeichen der eigenen Unzulänglichkeit ist. Den meisten Patientinnen fällt die Wahrnehmung des eigenen Körpers sehr schwer. Sie teilen ihren Körper in verschiedene Körperpartien ein. Häufig kommt es zu einer Zweiteilung in Körper und Kopf.

Die Fremdeinschätzung der äußeren Erscheinung ist von großer Bedeutung. Die Patientinnen übernehmen Wahrnehmungen anderer, ohne dem eine eigene Einschätzung entgegensetzen zu können. Ebenso lassen sie sich in ihrer Selbsteinschätzung verunsichern. Viele haben große Angst vor der Selbstkonfrontation, zum Beispiel davor, sich im Spiegel anzusehen. Sie haben eine pathologisch verzerrte Selbstwahrnehmung, so dass sie sich tatsächlich so sehen, wie es ihren größten Befürchtungen entspricht: fett und hässlich.

Uns kommt es sehr darauf an, in der Körperwahrnehmungstherapie mit großer Behutsamkeit vorzugehen und das Tempo den Ängstlichsten in der Gruppe anzupassen, um niemanden emotional zu überfordern. Neben einem Training zur

Sensibilisierung der sinnlichen Wahrnehmungsfähigkeit, das wir als Basis betrachten, halten wir Übungen zur Erfahrung von Nähe und Distanz zwischen Menschen für wichtig. In Beziehungsspielen üben die Patientinnen, Kontakt zu anderen aufzunehmen, Nähe in einer individuell angenehmen Form zu erleben, aber auch die eigenen Grenzen zu erkennen und zu behaupten.

Erst in einem späteren Schritt versuchen wir, die verzerrte Selbstwahrnehmung in Bezug auf den eigenen Körper zu behandeln. Es werden Übungen zu verschiedenen Körperregionen, zum Beispiel Füßen, Händen, Gesicht, bis hin zum Körper als Ganzem gemacht. Ein großes Ziel – das aber keinesfalls immer schon in der tagklinischen Phase erreicht wird – ist, dass die Erkrankten die verzerrte Selbstwahrnehmung überwinden, sich selbst als Einheit von Körper und Seele fühlen. Einige lernen ansatzweise, ihren Körper als etwas Positives und Vertrautes wahrzunehmen und nicht länger als Feind, der sie belastet und bedroht, den sie erbittert bekämpfen müssen. Besonders schwer gelingt das Menschen, die in ihrer Vorgeschichte einen sexuellen Missbrauch erlebt haben. Häufig fühlen sie sich nicht als Opfer, sondern als mitschuldig in einem verwerflichen Prozess, wobei sie die Hauptschuld in der Triebhaftigkeit ihres Körpers sehen.

Alle Patientinnen müssen wieder neu lernen, die Welt mit sämtlichen Sinnen wahrzunehmen. Aber das Wichtigste ist, dass sie lernen, sich selbst in ihrer Körperlichkeit wahrzunehmen. Ihnen ist so viel von ihrer Jugend, Vitalität und Sinnlichkeit entgangen. Unser Therapieprogramm zielt darauf ab, dass sie in sich Kräfte mobilisieren, die sie eines Tages befähigen, das Entgangene zu entdecken und zu erleben.

Wie schwierig das ist, machen die folgenden Berichte von Patientinnen deutlich:

»Ich hasse meinen Körper, ich finde ihn widerlich, monströs, unförmig, schwammig. Es ekelt mich, ihn zu berühren. Nur eine kurze Zeit, als ich unter 40 kg wog, habe ich mich ab und zu im Spiegel anschauen können und gemocht.«

»Ich war so stolz auf mich, als ich magersüchtig war und kein Gramm Fett meinen Körper verunstaltete. Ich hatte mich im Griff, bis ich die Kontrolle verlor und alles in mich hineinfraß bis zum Gehtnichtmehr. Eine Zeit lang hoffte ich noch, durch Erbrechen die Spuren meiner Völlerei verwischen zu können. Heute aber, nach acht Jahren Bulimie, zeugt mein Körper von meiner Sucht. Ich bin entlarvt. Erbrechen, Abführmittel und Alkohol haben ihre Spuren hinterlassen. Ich habe Angst vor der Körpertherapie, weil es mir längst zur Selbstverständlichkeit geworden ist, meinen Körper zu ignorieren.«

»Als sich mein Körper in der Pubertät veränderte, habe ich aufgehört, ihn zu mögen, und begonnen, ihn zu verachten. Ich war größer und weiter entwickelt als alle anderen in meiner Klasse. Ich fühlte mich ausgeliefert und gekettet an diesen meinen Körper, der mir immer fremder und widerlicher wurde. Ich habe versucht, meine Entwicklung aufzuhalten, und als mir das nicht gelang, habe ich angefangen, meinen Körper systematisch zu zerstören.«

»Ich lehne meinen Körper ab, und zwar total. Ich bin falsch zusammengesetzt und dazu noch viel zu fett. Es ist kein Wunder, dass ich noch niemals einen Freund hatte. Ich habe alles versucht, ich habe gehungert, ich habe erbrochen, ich habe massenhaft Abführmittel eingeworfen. Es war alles umsonst, ich habe mich niemals akzeptiert.«

»Mein Körper besteht für mich aus meiner Haut. Ich habe

eine schlechte Haut, ich hasse meine Haut, und damit hasse ich meinen ganzen Körper. Ich fühle mich schrecklich unwohl in meinem Körper, der für mich nur eine lästige Hülle ist, aus der ich am liebsten entfliehen würde, in der ich aber gefangen bin. Den Rest meines Körpers nehme ich gar nicht wahr. Er ist mir völlig fremd, denn für mich besteht er aus gar nichts als aus meiner schrecklichen, ekligen Haut.«

»Die Auseinandersetzung mit meinem Gesicht bereitet mir kaum Schwierigkeiten, wenn sozusagen der Optimalzustand herrscht, das heißt: weitgehend makellose, gepflegte Haut, betonte Vorzüge, kaschierte Unvorteilhaftigkeiten. Abweichungen lassen mich schnell aus dem Gleichgewicht geraten und führen dazu, dass ich meine aufgesetzte Selbstsicherheit verliere und mich selbst nur noch als personifizierte Unscheinbarkeit, Kälte oder sogar Hässlichkeit sehe. Ich spüre schnell und stark meine Minderwertigkeitskomplexe, vergleiche mich mit anderen und sehe natürlich um mich herum nur wunderschöne Menschen.«

»Heute haben wir uns in der Körpertherapie vor den Spiegel gestellt und angeschaut. Ich habe das jahrelang vermieden, weil ich mich grässlich und widerlich finde. Gott sei Dank haben wir die Übung vor dem Mittagessen gemacht, sonst hätte ich mich wahrscheinlich auch geweigert, mich von allen Seiten und auch noch vor allen anderen zu betrachten. Von vorne kann ich mich noch ganz gut sehen. Ich finde meine Hüften o. k., die Oberschenkel sind hart an der Grenze, und ein wenig Angst habe ich, dass meine Knochen wieder so dick werden, dass meine Beine wie Stampfer aussehen. Aber von der Seite finde ich mich unmöglich, ein Bauch wie im neunten Monat schwanger, kaum Busen und nach vorn hängende Schultern. Ich weiß nicht, warum ich so versessen auf einen flachen Bauch bin. Ich kann meine Figur gut ertragen, sobald ich einen flachen Bauch habe und mich leer fühle. Sobald ich etwas gegessen oder getrunken habe, finde ich mich rund und voll und unförmig.

Zuerst war es mir unangenehm, als wir alle vor dem Spiegel standen und uns angeschaut haben. Ich kam mir vor, als sei ich die Fetteste aus der Gruppe und alle anderen natürlich attraktiver und schöner als ich. Als ich aber anfing, mich als Ganzes zu betrachten und nicht nur einzelne Körperteile, war ich überrascht, dass ich mich doch gar nicht so hässlich fand. Vor allem die positiven Bemerkungen der anderen, wie ich ihnen erscheine, haben mir sehr gut getan, und ich glaube jetzt manchmal auch, dass ich mich einfach über lange Zeit falsch wahrgenommen habe.«

»Beim Spüren meiner Fettpolster empfinde ich einen unheimlichen Selbsthass und starke Selbstaggression, da ich Fett mit Schwäche gleichsetze, und Schwachsein war für mich immer das Verwerflichste. Vor allem die Tatsache, dass ich mich einem normalen Gewicht nähere und nicht mehr so extrem belaste wie früher, bereitet mir unheimliche Probleme. Das Schlimmste, was mir passieren kann, ist, normal zu sein und nichts Besonderes.«

»Ich dusche immer noch sehr lieblos, es muss schnell gehen, und genauso seife ich mich auch ein. Eingecremt habe ich mich seit Jahren nicht mehr, auch wenn meine Haut rau war. Nur mein Gesicht ist perfekt gepflegt, eben das, was man sehen kann. Bis auf meine äußere Hülle setze ich mich nicht besonders mit meinem Körper auseinander. Annehmen kann ich grundsätzlich nur die Teile, die jemand anderes schön findet oder einmal schön fand. Meine Hände mag ich ganz gern, und trotzdem pflege ich sie nicht sonderlich. Im Winter sind sie oft rau und rissig. Meine Hände sind klein und schmal im

Verhältnis zu dem Rest meines Körpers. Meine Hände könnten auch die Hände einer dünnen, attraktiven Frau sein. Sie entsprechen meinem Wunschbild, das ich immer von mir hatte. Meinen Busen finde ich viel zu groß, er hängt, und ich muss immer einen BH tragen. Erst hier in der Gruppe, als mir einige sagten, dass sie meinen Busen schön fänden im Gegensatz zu ihrem, den sie als zu klein empfinden, sehe ich das Ganze etwas lockerer. Mein Gesicht mag ich im Grunde ganz gern, und ich pflege es auch. Ich habe von verschiedenen Seiten immer wieder Komplimente bekommen, die ich auch, zumindest teilweise, annehmen kann.«

»Ich bin zehn Jahre jünger als mein Bruder. Er kam oft nachts zu mir, als ich anfing, mich zu entwickeln, und berührte mich am ganzen Körper. Ich war wie gelähmt vor Angst und ließ es über mich ergehen. Ich getraute mich auch nicht, meinen Eltern etwas davon zu erzählen, weil ich mich schämte, für mich und meinen Bruder. Meinen Körper hasse ich seither. Ich habe versucht, ihn wegzuhungern und wegzukotzen. Ich kann mir nicht vorstellen, ihn jemals zu mögen.«

»Ich hasse die Körpertherapie. Ich möchte am liebsten sagen, dass ich sie nicht mitmachen möchte. Aber bloß nicht auffallen, bloß keine Extrawurst verlangen. Darum mache ich mechanisch, pro forma bei den gemeinsamen Übungen mit, meine Bewegungen hingegen reduziere ich auf das Wesentliche. Innerlich bin ich weggetreten, abgekapselt, unwillig, mit dem Gefühl, eine Außenseiterin zu sein.«

»Mit der Körperwahrnehmungstherapie bin ich extrem schlecht zurechtgekommen. Meine Gedanken sind meist abgeschweift. Ich wollte mich einfach nicht auf meinen Körper konzentrieren, sondern habe krampfhaft an etwas anderes gedacht. Ich hatte zu große Schwierigkeiten mit meiner Gewichtszunahme und sah fast meinen gesamten Körper als Problemzone an. Meinen Körper nackt zu sehen, erfüllt mich geradezu mit Ekel.«

»Für mich persönlich waren die engen, hautnahen und weiten Bewegungen in der Körpertherapie sehr unangenehm, was wohl mit meinem momentanen schlechten Körpergefühl zusammenhängt. Ich hasse meinen Körper sehr und empfinde die Bewegungen auf Kommando fast unerträglich. Besonders die engen, hautnahen Bewegungen fallen mir schwer, weil ich eher schnell und flink sein möchte und mehr den Drang verspüre davonzulaufen, als mich langsam und gemächlich den engen Bewegungen zu widmen. Ich empfinde einen regelrechten Ekel vor mir selbst, wenn ich zum Beispiel die zunehmenden Fettpolster auf meinen Rippen spüre. Der Selbsthass und eine starke Wut überkommen mich dann, ähnlich wie beim Essen, und da ich meine Symptome nicht mehr auslebe, habe ich dann einen mir unbegreiflichen Selbstverletzungsdrang. Außerdem werde ich zunehmend nervöser, obwohl ich sonst eigentlich kein unbeweglicher Mensch bin und darum nicht verstehe, weshalb ich die engen und weiten Bewegungen so negativ und quälend empfunden habe.«

»Ich bin total begeistert von der Körpertherapie. Mir macht das sehr viel Spaß, mich selbst zu berühren, am besten mit geschlossenen Augen zu fühlen, um alles andere auszuschalten. Durch die Energie und die Freude der anderen bekomme ich gute Laune und ein positives Gefühl, wenn ich meinen Körper wahrnehme. Inzwischen fällt es mir sogar leichter, mich mit meinem ungeliebtesten Körperteil, nämlich meinem Bauch, auszusöhnen.«

»Ich finde es unendlich wichtig, dass wir in der Körpertherapie nicht nur lernen, uns anders wahrzunehmen, unser verzerrtes Bild, das wir alle von uns haben, zu korrigieren, sondern auch ganz praktische Hilfen bekommen, wie wir uns pflegen und kleiden könnten, um uns vielleicht besser zu akzeptieren. Ich bin dankbar für alle Anregungen, die ich bekomme, und ich will ganz bestimmt auch nicht nur hier in der Therapie mitmachen, sondern sie auch nach der Tagklinikzeit in meinen Alltag einbauen. Die folgenden Punkte habe ich mir vorgenommen:

- Tägliches Duschen
- Zweimal in der Woche Entspannungsbad
- Regelmäßig zum Friseur gehen
- Gute Bodylotion kaufen
- Beim Eincremen versuchen, mich zu spüren
- Haarpackungen machen
- Hände und Füße pflegen (Fußbad, Maniküre, Pediküre)
- Gesichtsmaske zweimal die Woche.«

»Die Körpertherapie ist für mich der wichtigste Therapiebaustein am TCE. Ich finde es unendlich hilfreich, manchmal sogar schon schön, in einer Gruppe von Frauen mich anders wahrnehmen zu lernen, als ich mich immer wahrgenommen habe. Ich spüre ganz viel Wärme und Wohlwollen vonseiten der anderen und nicht die übliche Konkurrenz, die ich sonst anderen Frauen gegenüber empfunden habe. Wir sagen uns, was wir schön aneinander finden, geben uns Tipps, wie die eine oder andere sich besser schminken und pflegen könnte und wie mit welcher Kleidung kritische Körperteile kaschiert werden können. Wir lernen hier, liebevoll mit uns und mit den anderen umzugehen. Ich fand es heute sehr schön, als wir uns gegenseitig Gesichtsmasken gemacht haben. Wir haben uns vorgenommen, einen Abend in der WG einen ›Genusskörperabend‹ einzurichten, an dem wir unser Essen genießen, schöne Musik hören zur Entspannung und vielleicht so langsam anfangen, unseren Körper zu akzeptieren, mit ihm eins zu werden und ihn nicht länger zu bekämpfen und schlecht zu behandeln.«

Kreative Therapie

In der kreativen Therapie lernen die Patientinnen, sich mit gestalterischen, nichtsprachlichen Mitteln auszudrücken und mitzuteilen. Sie erweitern das individuelle Spektrum ihrer Kommunikationsmöglichkeiten und nutzen ihre individuelle Fähigkeit, den eigenen Gefühlen Gestalt zu geben. Wir verstehen dabei Kreativität als Persönlichkeitsmerkmal, das jedem Menschen eigen ist und aktiviert werden kann. Wir sind davon überzeugt, dass Lebensgestaltung und Lebensbewältigung des Einzelnen dadurch mitbestimmt werden.

Kreative Therapie am TCE ist ein erfahrungsorientiertes und erkenntnisförderndes Üben der Sinne. Die Patientinnen erproben dabei nicht nur verschiedene Materialien, Werkzeuge und Gestaltungsmöglichkeiten, sie erproben ihr eigenes Selbst. Für die kreative Therapie gibt es im TCE einen extra Raum, eine Werkstatt, in der Materialien, Werkzeuge sowie mehrere geeignete Arbeitsflächen zur Verfügung stehen. Hier werden Bilder gemalt und aus den verschiedensten Materialien Skulpturen und Objekte hergestellt. Jede Patientin findet ihre eigene Sprache der Selbstdarstellung. In manchen Fällen ist sie gegenständlicher, in anderen abstrakter Natur. Farben, Formen und Oberflächenmaterialien erhalten wichtige Funktionen für die Aussagen, die jede Patientin machen will.

Die meisten Patientinnen fühlen sich zu Beginn der Tagklinik-Phase ängstlich, gehemmt und unsicher in der kreativen Therapie. Viele haben nie versucht, spontan zu malen oder zu gestalten. Sie haben Angst, sich zu blamieren, nicht perfekt zu sein, und können sich nicht vorstellen, dass sie ihre eigenen Methoden erfinden können und dürfen. Mit der Erfahrung, dass kreativer Selbstausdruck in der Therapie nicht als Leistung bewertet und eingestuft wird, lösen sich die Ängste.

Die Sclbstdarstellung, die Komposition eines Bildes, die Formung einer Skulptur sind Tätigkeiten, bei denen die Patientinnen implizit lernen, sich selbst zu strukturieren und ihr Leben zu gestalten. Die auf diese Weise entstehenden Bildnisse sagen etwas über die Urheberinnen aus. Diese können sich von außen betrachten, lernen, sich selbst zu sehen, zu erkennen und zu beurteilen. Die Gestaltungsarbeit verlangt keine speziellen Kenntnisse oder Fertigkeiten. Die Patientinnen stellen ihre Bilder und Skulpturen mit Hilfe einfacher Grundelemente her. Das Vorgehen ist klar strukturiert. Alle Vorgänge werden den Patientinnen von einer Kunsttherapeutin erklärt. Der Gestaltungsprozess ist wichtig, weniger das schöne Ergebnis. Individuelle Grenzen und Ängste werden respektiert. Die Therapeutin nimmt emphatisch stützend und behutsam strukturierend an der kreativen Arbeit teil.

Bereits in der Motivationsphase ermuntern wir unsere Patientinnen, für wenige Sekunden mit offenen und dann mit geschlossenen Augen auf einem Papier zu kritzeln. Sie sollen so einen Zugang zum unmittelbaren Selbstausdruck finden. Schon hier wollen wir sie von ihrem Druck befreien, perfekte Kunstwerke erstellen zu müssen.

In der Tagklinik-Phase beginnt jeder Arbeitstag mit Musik und Tanz. Danach fordern wir unsere Patientinnen auf, ihre Bewegung in eine Linie umzusetzen, die ihrem momentanen Gefühl entspricht, und dieses Gefühl dann zu benennen, etwa Wut, Trauer, Leere, Angst, Schmerz, Lust, Freude.

Am Anfang der tagklinischen Therapiephase stellt sich jede Patientin den anderen Mitgliedern der Gruppe mit ihrer Lebens- und Krankengeschichte und mit einem so genannten »Vorstellungsbild« vor, in das sie ihren eigenen Vor- und Zunamen integriert. Nach unserer Erfahrung ist für viele dieses Vorstellungsbild der erste wichtige Schritt zur Selbstreflexion und Integration in die Gruppe. Nachdem die Patientin sich mit ihrem Bild in der Gruppe vorgestellt hat, bitten wir sie, sich noch einige schriftliche Gedanken zu ihrem Bild zu machen.

Gruppenbilder sind Gemeinschaftsproduktionen von mehreren Gruppenmitgliedern zur gleichen Zeit. Die Patientinnen stehen um einen Tisch herum und bemalen mit Wasserfarben eine große Fläche weißes Papier. Auch diese Bilder werden von den Patientinnen interpretiert.

In der Tagklinik-Phase werden die Patientinnen dazu motiviert, eine Skulptur zu einem bestimmten Thema zu schaffen. Diese wird dann beispielsweise »Mein Symptom«, »Meine Persönlichkeit« oder »Meine Familie« genannt. Bei der Auswahl der Materialien und dem Umgang mit verschiedenen Werkstoffen werden die Patientinnen beraten. Die Skulptur wird im Laufe der tagklinischen Behandlung immer wieder verändert und weiterentwickelt. Manche arbeiten auch noch in der anschließenden ambulanten Phase an ihrem Werk. Jede Patientin stellt ihre Skulptur in der Gruppe vor und erklärt und kommentiert sie, beantwortet Fragen und nimmt Kritik und Anregungen entgegen. Es kommt auch hier nicht darauf an, ein Kunstwerk zu gestalten; wichtig ist, dass die Patientinnen lernen, sich durch das Geschaffene auszudrücken.

In ihren Aufzeichnungen machen sich die Patientinnen ihre Motive, Gedanken und Gefühle bewusst, die ihre gestalterische Arbeit beeinflussen oder bestimmen:

»Ich habe bewusst zwei Grüntöne für die Buchstaben meines Vor- und Nachnamens benutzt. Grün ist die Farbe der Hoffnung. Ich sehe in diesem Aufenthalt in der Tagklinik eine Hoffnung, meine Krankheit endlich zu bewältigen. Den Hintergrund habe ich blau gehalten, da ich diese Farbe sehr gern mag.«

»Die lachende Sonne habe ich bewusst gemalt. Zum einen erinnert sie mich an Bilder von Kindern, die ich während meiner Tätigkeit als Erzieherin bekommen habe. Da haben mich vor allem in den letzten Wochen Malereien mit einer lachenden Sonne aufgeheitert. Ein anderer Grund, der mich zum Malen einer lachenden Sonne bewegte, war der, dass ich im Moment ganz gut mit dem Essen zurechtkomme und mich diese Tatsache freut. Natürlich bin ich mir im Klaren, dass ich noch einige Krisen zu bewältigen habe, aber so schlecht, wie es mir in den letzten Monaten ging, so etwas möchte ich nie mehr erleben. So charakterisiert die Sonne für mich das Gefühl, endlich aus der Dunkelheit, aus dem Traurigen in Richtung Helligkeit, Freundlichkeit zu gehen. Ich habe mich somit beim Malen dieses Bildes ganz gut gefühlt.«

»Meinen Vornamen schreibe ich groß, zackig und aggressiv, meinen Nachnamen klein, sauber, runde die Ecken ab, mache den Hintergrund in angenehmen, weichen Farben. Mein Nachname steht für meine Familie, für das Nest, aus dem ich jetzt ausbreche. Damals hat mir die Familie die Grenze gesetzt. In der Familie war es schön weich. Dort wollte mir niemand etwas Böses, so wie in der brutalen Welt draußen.

Ganz dick mache ich mit Schwarz um meinen Namen herum eine Grenze. Ich brauche jetzt eine starke Abgrenzung nach außen hin, weil ich sonst Angst habe, mich oder meine Grenzen nicht mehr zu spüren, mich zu verlieren. Ich muss erst einmal in mir innerhalb meiner Grenzen stabil und ruhig werden, dann kann ich mich auf das Neue und die Neuen einlassen. Eigentlich sollte ich mich auch um die anderen kümmern, aber ich merke, ich kann und will das nicht, und bin froh, dass ich dazu stehen kann. Ich bin so wütend und aggressiv, ich habe solche Angst, in der Gruppe unterzugehen und nicht mehr gesehen zu werden. Ich sehe nicht die Einzelnen als Individuen, sondern die Gruppe als zusammenhängende Bedrohung von außen, die mir etwas Böses will.«

»Die Aufgabe hieß: sich einen eigenen Raum schaffen, die Grenzen des anderen achten, dennoch aber Kontakt zum anderen aufnehmen. Ich war beim Malen krampfhaft darauf fixiert, mit meiner blauen Farbe auf dem Papier möglichst oft und deutlich präsent zu sein. Das Ergebnis erschreckte mich dann. Das Bild war übersät von leuchtend blauen Flecken, es trug auf mir unangenehm dominante Weise meinen Stempel. Wenn ich auch vermieden hatte, die Zeichnung anderer zu übermalen, war ich doch bedenkenlos in die Bereiche der anderen eingedrungen. Da ich auf die Kennzeichnung des eigenen Bereiches gleichzeitig wenig Mühe verwendet hatte, zeigte das Bild wenig eigene Kreation. Ich war beschämt über meine mangelnde Sensibilität, musste vor mir und den anderen dafür verantwortlich zeichnen, Grenzen überschritten und dadurch andere beeinträchtigt zu haben.«

»Beeinflusst von der Besprechung des ersten Gruppenbildes war ich beim Malen des zweiten Bildes sehr darauf bedacht, zum einen die Grenzen der anderen zu beachten und zum anderen mein Eigenes zu verteidigen. Aus Angst, übermäßig in fremde Bereiche einzudringen, war ich in dem Bemühen um Kontakt mit anderen sehr zurückhaltend. Die ganze Zeit war ich von einer beklemmenden Unsicherheit begleitet.«

»Zunächst war ich mit meinem Anteil am Gruppenbild einigermaßen zufrieden. Farbe und Form meines Bildteils gefielen mir. Als ich jedoch die Rückmeldung erhielt, wieder recht viel Raum beansprucht und dabei Kontakt mit den anderen bereits aufgrund der dichten Struktur des Gemalten wesentlich erschwert, ja zum Teil sogar verhindert zu haben, hätte ich mich aus Scham am liebsten ganz klein gemacht.«

»Ich bin später zum Malen dazugekommen. Es war kaum noch Platz frei. Ich habe mich noch irgendwie in eine leere Ecke gequetscht, und weil ich wenig Zeit und Platz hatte, konnte ich mir nichts Eigenes mehr malen. Außerdem war es mir wichtig, auch noch bei einigen Leuten mitzumalen. Die anderen haben dann aufgehört, und ich habe noch weitergemacht. Ich hatte Skrupel, über die anderen hinwegzugehen, auf der anderen Seite war so wenig Platz, dass ich nur noch hätte ausmalen können, das wollte ich auch nicht. Ich kämpfte um ein bisschen was Eigenes. Da waren so viele ausgefüllte Flächen, da dachte ich, es stört nicht, wenn ich etwas draufmale, dann sieht man mich wenigstens ein bisschen, und ich gehe nicht total unter. Während des Malens ging es mir eigentlich ganz gut. Ich hatte, wie gesagt, wenig Eigenes gehabt, und mir war es wichtig, überall ein bisschen dabei zu sein.

Danach habe ich mich ziemlich geärgert über die anderen, weil sie sich so viel Platz genommen und sich so breit gemacht haben, und über mich, weil ich mir keinen eigenen Platz schaffen konnte. Wieder diese Gefühle, von den anderen verdrängt zu werden, keinen Platz zu haben und unterzugehen. Ich war wütend auf mich und nicht auf die anderen, die mir keinen Platz freigelassen haben. Es war ein schreckliches Gefühl. Vielleicht auch das Gefühl, das ich im Moment in der Gruppe habe. Ich habe meinen Platz noch nicht gefunden. Ich fühle mich von den anderen überrollt. Ich ringe darum, nicht übersehen zu werden.«

»Ich denke, die Besprechung des Gemeinschaftsbildes hat mir viel gebracht: die genauere Betrachtung, wie ich meine persönlichen Grenzen ziehe und anschließend damit umgehe; das übereilte Jasagen, wenn mir jemand ins Bild malen wollte, ohne vorher zu überlegen, ob ich das überhaupt möchte; sich nur nicht durchsetzen oder stur sein, die andere bloß nicht verletzen, aus Angst, sie könnte dann sauer auf mich sein. Anstatt in mich zu horchen und mit Selbstvertrauen nein zu sagen und zu meiner Meinung zu stehen, gebe ich lieber nach. Damit kann ich ja nichts falsch machen. Die andere bekommt, was sie will. Ich brauche keine Schuldgefühle zu haben, und wenn mir das Dazugemalte nicht gefällt, so ist das ja auch kein Weltuntergang. Das kann ich ja schlucken, und außerdem bin ich ja selbst daran schuld, denn ich habe das Hineinmalen erlaubt. Beklagen darf ich mich also schon einmal nicht und sauer auf die Täterin sein schon gar nicht. Wenn ich Glück habe, gefällt mir das Dazugemalte, aber wenn nicht, kann ich mir das dann überhaupt eingestehen? Muss es mir nicht einfach gefallen? Dann brauche ich mich wenigs-tens nicht zu ärgern, ja gesagt zu haben. Dann ist ja scheinbar alles in Ordnung. Und wenn es mir gar nicht gefällt und ich das offen sage, dann riskiere ich, dass die andere sich beleidigt fühlt, wütend auf mich ist. Beide Male, sowohl beim Erlaubniserteilen, an meinem Bild etwas zu verändern, als auch beim Kritiküben an dem Dazugemalten, schränke ich mich lieber selbst ein, um eine mögliche Konfrontation mit dem anderen zu verhindern, aufgrund meiner panischen Angst, die andere könnte mir böse sein.

Aber ist das wirklich die beste Lösung, anderen zu begegnen? Sicher nicht! Ich selbst werde dabei nicht glücklich, nehme unnötigerweise unangenehme Dinge in Kauf, die sich bei mehr Offenheit und Selbstvertrauen sicherlich erst gar nicht ergeben würden. Könnte ich mehr zu meinen Entscheidungen stehen, so würde sicherlich die Angst vor einer möglichen Konfrontation mit anderen viel geringer sein. Meine Grenzen nicht zu eng zu ziehen, mir auch einmal Freiraum einzugestehen, kann ich wohl nur lernen, indem ich das Risiko einer Konfrontation eingehe. Nur so, denke ich, kann ich mehr Selbstsicherheit gewinnen.

Auch muss ich mir eingestehen können, dass ich nicht jeden Menschen wirklich gut leiden kann. Mir nicht ständig verbieten, mich über die Fehler der anderen aufzuregen mit dem Gedanken, dass ich selber genug Fehler habe. Wenn ich offen Kritik übe, ohne zu verletzen, so ist das sicher für mein Gegenüber auch wesentlich angenehmer. Die andere Person weiß dann, woran sie ist. Sage ich einmal nein und beim nächsten Mal ja, so kann sie sicher sein, dass ich auch wirklich das meine, was ich sage. Mir selbst ist es ja auch viel lieber, wenn ich offen gesagt bekomme, was die andere Person über mich denkt. Sicherlich fällt mir das Kritisieren auch so schwer, weil ich selber Probleme habe, mit Kritik, die mir gegenüber geäußert wird, umzugehen. Treffen tut sie mich eigentlich immer, und oft beschäftigt sie mich tagelang.«

Therapeutisches Wohnen

Für einen Teil der Patientinnen ist eine tagklinische oder ambulante Behandlung allein nicht ausreichend. Bei ihnen besteht aus verschiedenen Gründen – zum Beispiel ein besonders ungünstiges häusliches Milieu oder die Unfähigkeit, ein eigenständiges Leben zu führen – ein erhöhtes Rückfallrisiko und deshalb ein erhöhter Bedarf an Betreuung. Notwendig ist für diese Patientinnen eine Möglichkeit zum Wohnen in einer Gemeinschaft, in welcher eine enge Anbindung an die Aktivitäten des TCE gewährleistet ist. Wir haben deshalb mehrere Wohnplätze eingerichtet. Die Wohnungen befinden sich in einer größeren Wohnanlage auf dem gleichen Gelände wie das Gebäude, in dem das TCE untergebracht ist. So sind eine problemlose Teilnahme an den dortigen Veranstaltungen, aber auch medizinische Betreuung, Supervision und Krisenintervention sichergestellt.

Der Prozess des Zusammenlebens mit den sich daraus ergebenden Anforderungen an die Einzelne und die Gemeinschaft, aber auch mit der Chance, stützende Beziehungen aufzubauen, hat eine wichtige therapeutische Funktion im Sinne der angestrebten Hilfe zur Selbsthilfe. Zum Alltag der Wohngemeinschaft gehören das Aufstellen von Regeln zur Gestaltung des Zusammenlebens, tägliche Diskussionen über das Ess- und Wohnverhalten, die Organisation der anfallenden Aufgaben in den Wohnungen, die gemeinsame Einnahme von Mahlzeiten, das Planen und Organisieren von Einladungen, Festen sowie die gemeinsame Freizeitgestaltung. Schon bei scheinbar einfachen Aufgaben treten oftmals Probleme auf, die zwischen den Wohngruppenmitgliedern geklärt werden können oder aber in der therapeutischen Wohngruppe bearbeitet werden.

»Mit meinem Einzug wurde mir erst wieder so richtig bewusst, welche massiven Schwierigkeiten ich in Gruppen habe, sobald es mehr als zwei Leute sind. Alles, was über Zweierbeziehungen hinausging, war für mich bedrohlich. Die WG stellt diesbezüglich ein breites Übungsfeld für mich dar. Ich lerne, Beziehungen aufzubauen und dabei ein richtiges Verhältnis zwischen Nähe und Distanz zu finden. Ich erfahre mich in einer Gruppe, das heißt, ich lerne, mehrere Beziehungen, ohne eine ausschließliche, zu führen. Ich lerne, Kritik zu üben und auszuhalten und mich mehr und mehr auf Auseinandersetzungen einzulassen, ohne dass ich extreme Verlustängste habe. Ein wesentlicher Punkt ist für mich auch, meine Grenzen wahrzunehmen und nach außen zu vertreten sowie mich mit denen meiner Mitbewohnerinnen auseinander zu setzen.«

»Auch bezüglich des Essverhaltens stellt die WG eine große Bereicherung dar. Gemeinsam können wir Sachen ausprobieren, die uns schwer fallen. Ich habe gelernt, dass gemeinschaftliches Essen und auch Kochen viel Gemeinsamkeit schafft und Spaß machen kann. Schwierig war für mich oft, mich vom Essverhalten der anderen zu distanzieren, das heißt, kritisch zu sein, ohne ständig zu kontrollieren oder mich verantwortlich zu fühlen, beziehungsweise immer eine Vorbildrolle spielen zu müssen. Langsam gelingt es mir besser – auch, was mein eigenes Essverhalten betrifft –, nicht ständig den Zwang zu haben, mich rechtfertigen oder erklären zu müssen, ohne dass überhaupt jemand fragt.«

»Bezüglich der Haushaltsführung finde ich interessant, dass wir in der WG zum Teil unterschiedliche Vorstellungen, zum Beispiel von Ordnung, haben. Dies entspricht auch der Realität in einer »normalen« WG. Entstehende Differenzen über Ordnungsdienste sind nicht immer einfach zu klären, aber für mich ein wichtiges Übungsfeld, auch um zu lernen, dass mit wiederholten Auseinandersetzungen über bestimmte Gewohnheiten nicht die Freundschaft kaputtgehen muss. Abgesehen davon ist die Aufteilung in bestimmte Dienste, Festlegung der »Stichtage« et cetera für mich sehr wichtig, da ich das Gefühl habe, meinen Alltag ohne bestimmte Regelungen und Festlegungen nicht organisieren zu können.«

»Für mich stellt die WG den wichtigsten Therapiebaustein dar. Nicht nur, dass sie für mich eigentlich mein erstes wirklich richtiges Zuhause ist. Ich kann hier Probleme aus verschiedenen Lebensbereichen bearbeiten – allen voran Beziehungskonflikte, Ängste. Ich habe hier die Möglichkeit, die nötige Sicherheit im Umgang mit anderen zu erlernen, mich und meine Bedürfnisse wahrzunehmen und sie einzufordern, wodurch ich hoffe, nach dem Auszug in anderen Lebensgemeinschaften, aber auch Freundschaftsbeziehungen besser zurechtzukommen.«

Abschlussbilanz und Zielsetzung der Patientinnen

Wir fordern unsere Patientinnen auf, am Ende jeder großen Therapiephase Bilanz zu ziehen und Ziele für die kommende Zeit zu definieren. Am Ende der Tagklinik-Phase erstellt jede Patientin schriftlich eine kritische und zugleich zukunftsorientierte Abschlussbilanz zu den Problem- und Lebensbereichen, die in dieser Phase Thema waren. Sie nimmt unter anderem Stellung zu ihrer Symptomatik und ihrem derzeitigen Essverhalten, ihrem Selbstwert- und Körpergefühl, ihrem Umgang mit ihrer Familie und Gleichaltrigen. Sie überdenkt kritisch den Stand ihrer Krankheitsbewältigung und ihre Motivation zur Weiterarbeit, definiert ihren individuellen Problemschwerpunkt und benennt ihre Risikofaktoren und ihre Ressourcen.

Abschlussbilanzen werden nicht nur schriftlich erstellt und in der Krankengeschichte abgeheftet, sondern von jeder Patientin vor der Gruppe und dem gesamten Team mündlich vorgetragen. Die Patientin skizziert den Ist-Zustand für jeden Problembereich, definiert konkrete Ziele, erklärt, was sie bereits geschafft hat, und was sie mit welchen Mitteln in der folgenden Phase erreichen möchte. Die Gruppe und das Team nehmen ebenso kritisch wie wohlwollend Stellung, indem sie das Gesagte unterstreichen, korrigieren und modifizieren sowie unter Umständen weitere Risikofaktoren benennen und vor allem auf nicht genannte Ressourcen hinweisen.

Wie eine solche Abschlussbilanz am Ende der Tagklinik- und am Beginn der ambulanten Phase aussehen kann, zeigen die folgenden Berichte.

Eine Patientin zieht Bilanz:

»Essverhalten/Symptome: Seit ich in der Tagklinik bin, esse ich regelmäßig, halte mein Gewicht, nehme weder Abführmittel noch sonstige Medikamente und hatte seit Wochen keinen bulimischen Rückfall. Das Essen fällt mir längst nicht mehr so schwer wie am Anfang. Am schwierigsten sind warme Mahlzeiten und das Abendessen, aber auch diese sind auszuhalten, und manchmal kann ich sie sogar genießen. Ich weiß, was mir schmeckt, und Zubereitung und Auswahl der Gerichte in der Kochgruppe haben mir Spaß gemacht. Ich war in der letzten Zeit auch schon öfter mit Freunden auswärts essen und habe mich dabei wohl gefühlt. Ab und zu verspüre ich noch das Bedürfnis zu erbrechen, gebe dem aber nicht nach und versuche, mich abzulenken. Fressdruck habe ich hier selten gehabt. Da mir die großen Mahlzeiten sehr schwer fallen, esse ich eher an der Untergrenze, nasche dafür lieber zwischendurch, vor allem abends, eine Kleinigkeit, hauptsächlich Süßigkeiten. Ich verspüre in mir immer noch den Wunsch, dünner zu sein, und habe dann Einspargedanken.

Ziele: Ich möchte entspannt und mit Genuss essen. Ich will mein Gewicht halten. Ich möchte mir keine Lebensmittel mehr verbieten. Ich werde mir in der ambulanten Phase einen Strukturplan schreiben und warme Mahlzeiten einbauen. Ich werde so oft wie möglich in einer WG essen. Wenn es mein Dienstplan erlaubt, möchte ich in die ambulante Kochgruppe gehen.

Selbstachtung/Selbstwertgefühl = mein Problemschwerpunkt: Wenn ich keine objektiv messbaren Leistungen vollbringe, dann bin ich wertlos. Je mehr ich leiste, je mehr ich mich für andere einsetze, je mehr ich mich selbst zurückstelle, desto wertvoller bin ich. Nur wenn ich bestimmte Dinge tue oder unterlasse, dann bin ich wertvoll.

Nach dieser Maxime habe ich bisher gelebt, daran habe ich geglaubt. Ich konnte mir nie vorstellen, dass mich jemand einfach so mögen könnte. Ich musste mir Zuwendung und Liebe erst verdienen/erarbeiten. Da ich in meinen Leistungen nie perfekt war, tendierte mein Selbstwertgefühl stets gegen Null. Auch in Beziehungen versuchte ich immer herauszufinden, was der andere von mir erwartet, und passte mich entsprechend an. Meine eigenen Wünsche und Bedürfnisse kenne ich oft nicht. In den letzten Jahren habe ich mich vor allem über meine Krankheit identifiziert. Meine Selbstachtung rutschte in den Keller. Ich sah mich als perverses, fressendes und kotzendes Ungeheuer, schwach, unzulänglich, schmutzig, gierig, auf animalische Triebe reduziert. Ich hasste mich, diesen destruktiven Anteil, der mich ausmachte. Mittlerweile sehe ich mich nicht mehr so einseitig, sondern kann noch ein paar positive Seiten an mir entdecken, und ich kann auch glauben, dass Menschen mich so, wie ich bin, mögen, und dass ich nichts Besonderes leisten muss, um ihre Zuwendung zu bekommen.

Ziele: Ich will versuchen, meine Wünsche und Bedürfnisse ernst zu nehmen und zu äußern. Ich werde eine Liste anlegen und dokumentieren, was ich an mir mag und was mir Spaß macht. Ich will mehr für mich sorgen, mich warm anziehen, mir öfters etwas gönnen, zum Beispiel ein Buch, eine CD. Wenn ich ein Kompliment bekomme, werde ich es nicht abwerten. Ich will mich auch im Gespräch mit anderen wichtig nehmen.

Körpergefühl/Aussehen: Bevor ich ins TCE kam, unterlag mein Körper ständigen Gewichtsschwankungen. Seit ich hier bin, habe ich zum ersten Mal seit vielen Jahren über längere Zeit ein normales Gewicht gehalten. Anfangs fiel es mir sehr schwer, mich so auszuhalten. Inzwischen sehe und fühle ich mich nicht mehr so unförmig, und die Zahl auf der Waage bestätigt mir, dass ich nicht dick sein kann. Manchmal finde ich meinen Körper in bekleidetem Zustand ganz o. k. In den letzten Jahren waren mir meine Kleidung und mein Aussehen ziemlich unwichtig. Ich lief in weiten Hosen und Pullis herum, figurbetonte Klamotten waren tabu. Ich wollte meinen Körper nicht zeigen, zur Schau stellen. Ich kam nie auf die Idee, mich schick zu machen oder neue Sachen zu kaufen, wenn es nicht unbedingt nötig war. Hier lag ein völliges Desinteresse vor. Mein Outfit war mir egal, unauffällig sollte es sein. Ähnlich gleichgültig/nachlässig bin ich im Bereich Körperpflege. Ich erledige das Nötigste so schnell wie möglich, natürlich nur mit Waschlappen, denn ich berühre mich nicht gern und vermeide den Blick in den Spiegel, wenn ich unbekleidet bin. Im TCE bin ich etwas experimentierfreudiger geworden. Ich leihe mir ab und zu enge Hosen oder ein kurzes Kleid von anderen aus der Gruppe, und das macht mir inzwischen sogar Spaß. Ich gefalle mir in diesen Sachen, und das positive Feedback der anderen macht mir Mut. Ich habe auch begonnen, meine Arme und Beine regelmäßig einzucremen.

Weiterhin fällt es mir nicht mehr so schwer, Berührungen und Umarmungen von anderen zu ertragen.
Ziele: Ich will regelmäßig zum Friseur gehen. Ich will einmal pro Woche eine Gesichtsmaske mit anderen zusammen machen. Ich will weiter an meiner Körperakzeptanz arbeiten, das heißt, die Gefühle und Signale meines Körpers ernst nehmen. Ich will mich zukünftig beim Klamottenkauf von anderen beraten lassen.

Eltern: Meine Eltern sehe ich circa drei Mal im Jahr, mit meiner Mutter telefoniere ich einmal pro Woche. Die räumliche Distanz tut mir gut, und die Beziehung zu meinen Eltern hat sich in den letzten sechs Jahren etwas entspannt, dennoch war ich bei meinen Besuchen zu Hause bis zuletzt immer extrem symptomatisch. Ich habe entweder gehungert oder exzessiv gefressen und gekotzt. Ich habe die Atmosphäre als spannungsgeladen und unterkühlt empfunden und habe mich grundsätzlich zu Hause nicht wohl gefühlt. Obwohl es mir schlecht ging, bin ich immer wieder nach Hause gefahren. Irgendwie hoffte ich immer noch, doch vielleicht etwas Wärme und Liebe zu bekommen. Diesen kindlichen Wunsch an meine Eltern habe ich wohl noch nicht ganz begraben. Dabei will ich endlich eine emotionale Distanz herstellen. Mit meinem Vater lebe ich momentan in friedlicher Koexistenz. Er bemüht sich sehr um mich, und ich glaube, er ist ernsthaft an einer Beziehung zu mir interessiert. Ich will nicht länger in der Vergangenheit leben, sondern einen Neuanfang wagen. Zu meiner Mutter habe ich eine sehr herzliche Beziehung, ich fühle mich ihr allerdings überlegen und mische mich, wenn ich sehe, welche Sklavenrolle sie in der Ehe einnimmt, ständig in ihr Leben ein. Ihre Resignation und Unterwürfigkeit machen mich aggressiv, und ich rede auf sie ein, dass sie sich endlich wichtiger nehmen soll und mehr Widerstand leisten muss.

Ziele: Ich will mit meiner Mutter nicht mehr über Eheprobleme reden. Ich will meinem Vater aufgeschlossen und nicht mehr so reserviert und ablehnend begegnen. Wenn ich merke, dass es mir zu Hause nicht gut geht, werde ich nicht ausharren, sondern abreisen. Ich will meine Meinung offen vertreten und nicht nur um des lieben Friedens willen sagen und tun, was von mir erwartet wird.

Umgang mit Gleichaltrigen: Ich habe ein stabiles Beziehungsnetz. Meine engsten Freundschaften sind langjährig, und ich fühle mich in diesen Kontakten wohl und geborgen. Auch hier im TCE habe ich zu einigen Mitpatientinnen eine enge Beziehung aufgebaut.
Probleme: Harmoniebedürfnis. Ich passe mich schnell an, vermeide Streit und Konflikte, weil ich Angst habe, den anderen zu verlieren. Treten Konflikte auf, dann werde ich kurz angebunden, reagiere mit Schweigen, lasse niemanden an mich heran. Im Streit versuche ich kontrolliert und beherrscht zu reden, werde kalt und kann durch sarkastische, zynische Bemerkungen den anderen sehr verletzen. Mitunter verliert der andere die Kontrolle. Durch emotionale Reaktionen fühle ich mich kurzfristig gut in der Rolle der Überlegenen, denn ich zeige um keinen Preis Gefühle. Ich lasse mein Gegenüber auflaufen, mache es hilflos. Ich vergleiche mich oft mit anderen und werte mich selbst ab. Ich habe Angst vor Leuten, die mir attraktiv und selbstbewusst erscheinen, und glaube, dass ich sie elend langweile. Wenn mich etwas wütend macht, merke ich es meist sehr spät, und dann werde ich sehr gemein. Ich bin oft die starke, ratgebende Trösterin, die ihre Probleme selber gut geregelt bekommt. Ich rede wenig über meine Probleme und hole mir keine Hilfe.
Ziele: Ich will es sofort ansprechen, wenn mich etwas wütend macht. Ich will meine Gefühle zeigen oder zumindest artikulie-

ren. Ich will mir von meinen Freunden auch Hilfe holen, wenn es mir schlecht geht, und mir diese schwachen Momente zugestehen. Ich möchte meine Meinung und auch Kritik offen äußern.

Krankheitsbewältigung: Als ich in die Tagklinik kam, war ich fest entschlossen, das Kapitel Ess-Störung ad acta zu legen. Die Krankheit hat mich in den letzten Jahren immer mehr behindert und eingeengt, körperlich, im Beruf, im Umgang mit Freunden. Ich will nicht länger so eingeschränkt leben und mich von der Fixierung auf Essen und Gewicht lösen. Im Verlauf der Therapie habe ich gemerkt, dass es mir noch schwer fällt, mich von der Krankheit, dem Kranksein, vor allem von dem Streben nach einem dünnen Körper zu verabschieden. Ich glaube, ich habe die Krankheit gebraucht, um endlich einmal wahrgenommen zu werden, um Zuwendung und Aufmerksamkeit zu bekommen. Es tat mir gut, dass sich andere um mich sorgten und um mich kümmerten. ›Ich muss krank sein, um Liebe zu bekommen‹. Dieser irrationale Gedanke hatte sich wohl in mir eingenistet, und ich hoffe, dass ich angefangen habe, ihn zu eliminieren. Ich will mein erpresserisches Verhalten aufgeben. Ich freue mich auf ein Leben ohne Krankheit. Ich will gesund werden.

Diesen Heilungsprozess habe ich selbst in der Hand. Momentan stehe ich noch auf sehr wackeligen Beinen, aber ich will die Kraft, die ich in die Aufrechterhaltung der Krankheit investiert habe, umlenken. Ich brauche dabei noch Hilfe und Unterstützung und habe mich nach langem Ringen dazu entschlossen, in München und in der WG zu bleiben. Ich bin froh und erleichtert, dass ich hier Leute um mich habe, mit denen ich den Weg aus der Krankheit gemeinsam gehen kann.

Neben diesem Optimismus macht sich aber auch Angst breit. Ich habe große Angst, wieder rückfällig zu werden. Ich traue mir selbst nicht so recht über den Weg. Ich habe Angst,

nicht stark genug zu sein. Warum sollte ich es diesmal schaffen, wenn ich es in den letzten Jahren auch nicht geschafft habe? Es macht mir auch Angst, dass mir das Dünnsein immer noch wichtig ist.
Ziele: Ich will mein Selbstwertgefühl, meine Tagesstimmung nicht mehr vom Gewicht abhängig machen. Ich möchte mein Leben mit anderen Inhalten füllen und meine Kraft für Dinge nutzen, die es mir wert sind (Engagement im Beruf, Freundschaften pflegen).

Risikofaktoren:
- Alles allein schaffen wollen,
- Gefühle nicht zeigen können,
- keine Hilfe holen,
- Einzelkämpfermentalität,
- Sturheit und Uneinsichtigkeit, wenn andere mir helfen wollen,
- Erwartungen anderer erfüllen wollen,
- mich selbst nicht wichtig nehmen,
- mangelnde Selbstsorge, mir nichts gönnen,
- Erschöpfung ignorieren,
- nicht essen,
- mich nicht warm anziehen,
- Perfektionismus,
- Isolation, Resignation,
- Beziehung zu meinen Eltern.

Ressourcen:
- Stabiles soziales Netz,
- setze mich für Dinge und Menschen ein, die mir wichtig sind,
- kann Freunden den Rücken stärken,
- Einfühlungsvermögen, kann gut zuhören,

- Verantwortungsbewusstsein,
- Humor, kann auch über mich selbst lachen,
- differenziertes Denken,
- kann Wichtiges von Unwichtigem unterscheiden,
- kann mich gut und klar ausdrücken,
- Zielstrebigkeit,
- werde mutig, bin bereit, Neues auszuprobieren und Veränderungen herbeizuführen.«

Eine zweite Patientin zieht Bilanz:

»Essen/Symptome: Ich hatte seit Therapiebeginn keinen Rückfall. Es ist mir nicht schwer gefallen, die Krankheit aufzugeben, da ich die Heimlichkeit aufgegeben hatte und sie so nicht mehr mein Eigenes war. Das Essen fiel mir zu Beginn der Therapie sehr schwer, da ich Angst hatte zuzunehmen. Außerdem kamen mir die Mengen überdimensional groß vor. Inzwischen sind die Mengen normal für mich. Ich kann sie gut einschätzen und probiere auch gern Neues aus. Auf mein Hunger- und Sättigungsgefühl kann ich mich noch nicht ganz verlassen, aber ich verspüre es hin und wieder. Gelegentlich kann ich mir sogar Lust auf Essen eingestehen und sehe darin nichts Krankhaftes oder Negatives, weil es nichts mehr mit meiner bulimischen Gier zu tun hat. Probleme habe ich eher, wenn es etwas gibt, was ich nicht sonderlich mag, da ich dann schon noch manchmal denke, dass es einfach unnötige Kalorienzufuhr ist. So richtigen Fressdruck verspüre ich eigentlich kaum noch, aber es fällt mir schwer, wenn viel Essen herumsteht oder ich allein bin.
Ziele: Auch in Gedanken mich weniger mit Essen beschäftigen. Einsamkeit bei Alleinsein mit etwas anderem ausfüllen können.

Wege: Einfach im Kopf stopp sagen, wenn die Kalorientabelle anfängt zu rattern, und an etwas anderes denken. Mir eine Liste von Dingen aufschreiben, die ich machen kann, wenn ich allein bin.

Selbstachtung/Selbstwertgefühl: Meine Selbstachtung ist in den letzten Monaten um einiges gestiegen, da ich gemerkt habe, dass ich nicht nur eine Marionette meiner Sucht bin. Ich vertraue mehr darauf, dass auch ich etwas schaffen kann, wenn ich es nur will. Ich sehe es auch nicht mehr so extrem als Schande, Schwächen zuzugeben oder andere um Rat zu bitten. Andere Menschen um etwas bitten kann ich schon, aber wenn dann nicht sofort eine positive Reaktion kommt oder ich häufiger darum bitten muss, dann ziehe ich mich schnell wieder zurück und traue mich nicht, noch einmal zu fragen, weil ich Angst habe, ich nerve. Dadurch denken die anderen oft, mir ist es gar nicht so wichtig.

Schwer fällt es mir auch, wenn ich etwas nicht so schaffe, wie ich es mir vorgestellt habe. Ich mache mich dann selbst total nieder und bekomme eine wahnsinnige Wut auf mich.

Ziele: Eigene Bedürfnisse ernst nehmen. Entspannt und ohne Leistungsdruck an etwas herangehen, was ich gerne machen möchte.

Wege: Bei Dingen, die mir wichtig sind, mich klar und deutlich äußern. Die anderen können ja sagen, wenn sie es nicht wollen. Es auch akzeptieren, wenn ich etwas nicht kann, und es einfach noch einmal probieren oder jemand anderen, der es kann, um Hilfe bitten.

Körpergefühl/Aussehen: Generell ist meine Körperakzeptanz viel besser geworden. Das heißt zwar nicht, dass ich mich jetzt immer schön finde oder dass ich mich immer in meinem

Körper wohl fühle, aber ich lasse mir durch meinen Körper und mein Äußeres nicht mehr den Tag vermiesen. Ich schaue mich dann halt nicht so genau an und denke mir, es wird schon wieder, und lenke mich ab.
Ziele: Dem Aussehen, vor allem im Hinblick auf Männer, weniger Wichtigkeit beimessen. Noch häufiger einfach gammelig herumlaufen und es mir egal sein lassen, ob mich jemand attraktiv findet oder nicht.
Wege: Wenn ich mich körperlich nicht wohl fühle, mich nicht zwingen, körperbetonte Kleidung zu tragen. Von Leuten Abstand nehmen, die nur auf mein Äußeres schauen. Mir mehr Zeit nehmen, meinen Körper zu spüren und mich zu entspannen, zum Beispiel beim Baden, Eincremen, Massieren.

Meine Familie: Seit Beginn der Tagklinik nehmen meine Eltern und ich an der Familiengruppentherapie teil. Ich habe das Gefühl, dass uns das verdammt gut tut. Ich merke, dass mir der geschützte Rahmen in der Gruppe hilft, Dinge anzusprechen, und dass unser Umgang inzwischen viel offener geworden ist.

Meine Geschwister haben an dem Familiensonntagsfrühstück teilgenommen, was mich unheimlich gefreut hat. Ich habe dadurch begriffen, dass sie sich für mich interessieren, und nicht nur dann, oder sogar weniger, wenn ich irgendwelche ›tollen‹ Sachen mache.
Ziele und Wege: Ich möchte meiner Familie mehr als erwachsene Frau und nicht als kleines, unmündiges, krankes Kind begegnen. Ich möchte mich mehr von meiner Mutter abgrenzen, das heißt, sie ihr Leben leben lassen, und ich lebe meins. Dinge oder Verhaltensweisen, die mich an meiner Mutter stören, möchte ich akzeptieren, solange sie nicht meine Privatsphäre betreffen. Ich möchte mehr auf meinen Vater zugehen, häufiger mit meiner Schwester etwas unternehmen oder

einfach nur telefonieren und mich auch trauen, mir Rat bei ihr zu holen. Ich möchte mit meinem Bruder Kontakt haben und ihn auch dann akzeptieren, wenn mich seine Lebenseinstellung nervt.

Umgang mit Gleichaltrigen: Mit Gleichaltrigen habe ich, oberflächlich gesehen, keine Probleme. Ich komme leicht ins Gespräch und kann die Menschen meistens auch gut einschätzen. Bei Männern habe ich noch oft das Problem, dass ich zu nett bin, das heißt, ich lasse mich ewig voll labern, auch wenn es mich gar nicht interessiert, und finde irgendwie nicht den Absprung.

Generell fällt es mir sehr schwer, Vertrauen zu fassen und anderen gegenüber Schwächen zuzugeben. Auch wenn ich weiß, dass es nicht stimmt, glaube ich oft, dass sie mich nicht mehr mögen, wenn ich nicht ganz toll bin, oder dass ich sie mit meinen Problemen nerve oder belaste.

Oft fällt es mir sehr schwer, eigene Bedürfnisse anzumelden. Auch wenn ich nach außen hin vielleicht nicht so wirke, bin ich sehr manipulierbar und habe Angst, anzuecken oder gar zurückgewiesen zu werden.

Gefühle und Berührungen in Beziehungen, auch mit Frauen, zuzulassen, fällt mir sehr schwer.

Ziele: Anderen Menschen mehr vertrauen und versuchen, mich zu öffnen. Nicht davon abhängig sein, dass jeder mich mag. Versuchen, Schwarz-Weiß-Denken, die Idealvorstellung »Freundschaft = hundertprozentige Harmonie« abzubauen. Mich nicht voll labern lassen, wenn es mich nervt.

Wege: Gefühle in Beziehungen zulassen und auch einmal aussprechen. Meine Meinung sagen und es dann auch aushalten, wenn andere meine Vorschläge doof finden. Freunde auch einmal sanft kritisieren und möglichen Ärger darüber aushalten und nicht versuchen, alles wieder gutzumachen.

Aktiv das Gespräch in eine andere Richtung lenken, wenn es mich nervt, und wenn das nicht hilft, auch sagen, dass es mich nicht interessiert, oder aus dem Gespräch gehen.

Individueller Problemschwerpunkt: Mein individueller Problemschwerpunkt liegt, glaube ich, darin, dass ich, sobald etwas kommt, was mich betrifft, einfach schweige. Das heißt, dass es mir schwer fällt, sowohl eigene Probleme anzusprechen als auch Menschen zu kritisieren, wenn es etwas mit mir zu tun hat. Ich merke, dass ich ein vollkommenes Loch im Hirn habe, wenn ich zum Beispiel in der Familientherapiegruppe meiner Mutter etwas sagen möchte oder auch in der Gruppe Dinge ansprechen soll, die mich stören. Normalerweise fällt es mir nicht schwer, Kritik zu üben, solange es mich selbst nicht betrifft, jedoch wenn es mir nahe geht, weiß ich wirklich oft nicht mehr, was ich sagen wollte. Dadurch umgehe ich Konflikte. Ich denke auch, in der Gruppe fällt meine Verschlossenheit oft nicht auf, da ich schon viel rede, aber halt nicht von mir. Deshalb würde ich mir wünschen, dass mich vielleicht jemand aus der Gruppe darauf anspricht, wenn ich wieder völlig von mir selbst ablenke.
Ziele: Mich selber wichtig nehmen und Dinge, die mir meist schon bewusst sind, auch in der jeweiligen Situation ansprechen. Generell mehr von mir erzählen.
Wege: Wenn ich ein Problem, zum Beispiel mit den Eltern, sehe, das ich im Augenblick nicht ansprechen kann, es aufschreiben, damit es in der passenden Situation nicht vergessen ist. Versuchen, mehr auf eigene Bedürfnisse zu achten, und fragen, ob ich etwas auch wirklich will, und mich nicht einfach von anderen mitziehen lassen.

Krankheitsbewältigung/Motivation zur Weiterarbeit: Meine Motivation, die Krankheit zu bewältigen, stufe ich auf hun-

dert Prozent ein. In diesen vier Monaten in der Tagklinik habe ich langsam angefangen zu fühlen, was Leben heißt, Hochs und Tiefs zu erleben, sie auszuhalten oder selbst die Initiative zu ergreifen. Manchmal ertappe ich mich zwar noch bei dem Gedanken, dass meine Bulimie doch die leichtere Lösung wäre, aber mir wird immer wieder klar, dass mein Gewicht oder ein Fressanfall meine Probleme nicht auf Dauer lösen können, sondern mir nur die Kraft nehmen, sie zu bewältigen.
Ziele: Weiter an mir arbeiten. Die ambulante und die Selbsthilfe-Phase vollständig beenden und ernst nehmen. In der WG wohnen und sie nutzen.
Wege: Es sagen, wenn ich Hilfe brauche. Mich aktiv an der ambulanten Gruppe beteiligen. Wachsam sein und mir immer wieder vor Augen halten, dass die Krankheit nicht nur ein Kapitel in dem Buch ist, das ich einfach nach der Therapie fertig gelesen habe, sondern dass sie sich auch weiter durch mein Leben ziehen wird und es lange Zeit dauern wird, bis auch zwischen den Zeilen nichts mehr davon zu finden ist.

Risikofaktoren:
- Schweigen, alles mit sich selbst ausmachen,
- nach Hause zurückziehen,
- alleine leben,
- stark und perfekt sein wollen,
- Einzelkämpfermentalität,
- mangelndes Selbstbewusstsein,
- sich Anerkennung nur durch Aussehen holen,
- Oberflächlichkeit,
- Misstrauen anderen gegenüber,
- Gefühle nicht zeigen können,
- extremes Harmoniebedürfnis.

Ressourcen:
- Konkret formulieren und Rat geben können,
- generell Interesse an anderen Menschen und Hilfsbereitschaft,
- kann Führung übernehmen, ohne dass andere sich total untergebuttert vorkommen,
- wieder aufkommende Lebensfreude,
- Optimismus/Stehaufmännchen,
- andere Menschen in Krisensituationen motivieren können, etwas zu tun und durchzuhalten.«

Eine dritte Patientin zieht Bilanz:

»Essverhalten/Symptome: Meist komme ich mit dem Essen gut zurecht. In letzter Zeit habe ich viel Neues ausprobiert, die Kochgruppe hat mir Spaß gemacht, auch Essengehen mit Freunden kann ich genießen. Manche Lebensmittel machen mir noch Angst, aber wenn die Kalorienzahlen durch meinen Kopf schwirren, sage ich bewusst ›stopp‹. Bei Tisch fällt es mir oft noch schwer, gleichzeitig zu essen und zu reden, und ich bin verkrampft. Auf mein Hunger- und Sättigungsgefühl kann ich mich nicht verlassen, deswegen will ich mir für die nächsten Wochen einen Plan schreiben und die ungefähren Essenszeiten beibehalten. Es gelingt mir, irrationale Gedanken in Bezug aufs Essen zu bekämpfen, und ich kann ein Völlegefühl ertragen, ohne mich abzulenken. Ich befühle nicht mehr dauernd meine einzelnen Körperteile und denke wenig darüber nach. Mit meinem Zielgewicht komme ich ganz gut klar. Ich weiß, dass ich gar nicht dick sein kann, und will aufhören, über so etwas zu reden, sage ›stopp‹ zu mir selbst.
Ziele: Mein Ziel ist es, mich mehr als Person und nicht als Körper zu akzeptieren, einfach so wie ich bin, und nicht alles

vom Gewicht oder Aussehen abhängig zu machen. Auch als Sprache will ich es nicht mehr benutzen, was ich viel getan habe, um Beachtung zu bekommen.

Selbstachtung/Selbstwertgefühl: Meine Selbstachtung ist immer noch nicht hoch. Oft denke ich, bei anderen nicht mithalten und mitreden zu können und mache mich selber nieder. Auch wenn ich unter vielen Leuten bin, fühle ich mich einsam. Meine Angst zu versagen ist groß, und ich traue mir nicht viel zu, ziehe mich eher zurück. Wenn ich das Gefühl habe, dass mich jemand komisch anschaut, werde ich schnell unsicher und werte mich ab. Wenn ich etwas gesagt habe, auch zum Beispiel in der Gruppe, ist es mir oft peinlich, ich denke dann, hättest du lieber deinen Mund gehalten, du kannst es eh nicht so rüberbringen, wie du willst.

Rückmeldungen aus der Gruppe, Kritik äußern und bekommen, das hat mir geholfen, auf mein Inneres zu vertrauen, und ich habe gelernt, dass ich etwas sagen kann, ohne mich dafür zu entschuldigen.
Ziele: Ich möchte mehr auf mein Inneres vertrauen und mich nicht so leicht von meiner Umgebung verunsichern lassen, was mir nicht leicht fällt, da ich sehr außenorientiert war. Ich möchte öfter auch kleine positive Fortschritte anerkennen und mir auch mal bewusst sagen, dass ich etwas gut gemacht habe.

Körpergefühl/Aussehen: Mit meinem Körper, den ich gelernt habe als Ganzes zu akzeptieren (nicht nur Bauch, Po, Beine), bin ich eigentlich zufrieden, auch wenn es mir schwer fällt, mir dies einzugestehen oder zuzugeben. Oft fühle ich mich sehr unwohl in meiner Haut, kann mich nicht ausstehen. Mir ist aber klar, dass dies nichts mit meiner Kilozahl zu tun haben kann. Ich verschwende weniger Gedanken damit, wie dick oder dünn ich bin, und wenn ich es merke, versuche ich hinzuschauen, was wirklich los ist (oft werde ich dann traurig). Ich schreibe häufig, was mir hilft.

Was die Körperpflege betrifft, so wurde mir klar, dass ich mich bisher nicht für mich, das heißt für mein Wohlbefinden, gepflegt habe. Ich creme mich zum Beispiel im Sommer ein, da man ja Haut von außen sieht, im Winter aber tue ich es nicht, da ich es als unnötig empfinde, egal, wie trocken meine Haut ist.
Ziele: Ich habe mir vorgenommen, mich jetzt drei Mal pro Woche am ganzen Körper einzucremen und ein Ölbad zu nehmen. Mit der Kleidung ist es ähnlich. Jetzt achte ich mehr darauf, das anzuziehen, worin ich mich wohl fühle, und ich habe mir auch gemütliche Kleidung zugelegt.

Eltern: Das Verhältnis zu meinen Eltern hat sich sehr geändert, vor allem seit ich in die WG gezogen bin. Ich kann mich von meiner Mutter besser abgrenzen und denke nicht mehr so viel darüber nach, was sie lässt und tut. Ich spreche mit meinen Eltern eine andere Sprache und merke, dass ich auch ohne ›Krankheit‹ und die Machtposition, die ich dadurch hatte, mit ihnen kommunizieren kann. Ich denke, manchmal fällt es mir noch schwer, das enge Mutter-Tochter-Verhältnis aufzugeben und meiner Mutter ihr Leben zu lassen und zu begreifen, dass sie auch ohne mich gut zurechtkommt. Noch immer habe ich die Tendenz, ihr alles zu erzählen, was ich künftig einschränken möchte.
Ziele: Die Familiengruppe gibt mir Rückhalt, und ich getraue mich dort, etwas auszusprechen, was ich allein nicht machen würde. Weiterhin werde ich daran teilnehmen, obwohl ich anfangs dachte, ich hätte es nicht nötig, weil ich sowieso jetzt weg bin von zu Hause. Mit meinem Vater, den ich sehr lieb habe, werde ich mich zwei Mal wöchentlich allein treffen, was mir wichtig ist.

Umgang mit Gleichaltrigen: Äußerlich betrachtet habe ich keine Probleme, auf Leute zuzugehen, ins Gespräch zu kommen oder Kontakt aufzunehmen. In Wirklichkeit bin ich ziemlich unsicher, habe große Angst, nicht gemocht zu werden oder etwas falsch zu machen, was ich mit Arroganz oder Unnahbarkeit kaschiere, die mir meist selbst nicht bewusst ist. In der Therapie habe ich gelernt, Kritik zu üben oder auch anzunehmen, ohne sofort in irrationale abwertende Gedanken zu verfallen oder mir starke Schuldgefühle zu machen, obwohl mir das oft noch schwer fällt. Gerade im Rollenspiel wurde mir klar, dass ich große Defizite habe in Bezug darauf, meinen Standpunkt zu vertreten oder meine Meinung zu sagen. Schwächen zu zeigen oder mir einzugestehen, fällt mir noch schwer, da ich oft noch denke, nur gemocht zu werden, wenn ich perfekt bin (irrational). Ich habe gelernt, mich nicht mehr ständig mit anderen zu vergleichen und mir auch Positives einzugestehen.
Ziele: Mein Ziel ist, offener zu sein, einfach so, wie ich bin, nicht so viel darüber nachzudenken, wie ich mich verhalte, und nicht immer so nett und angepasst zu sein. Gerade die WG wird mir dabei eine große Hilfe sein. Statt eines oberflächlichen netten Verhältnisses will ich lieber meine Meinung sagen und dann auch eine Konfrontation oder Auseinandersetzung ertragen.

Individueller Problemschwerpunkt: Die Außen(glitzer)welt, an der ich mich lange orientiert habe, ist eine große Gefahr für mich, was mir vorher nicht bewusst war. Diese oberflächliche Scheinwelt hat mich geblendet. Nur das Äußere zählte: Schönheit, Mode, Clubs, Laufsteg, berühmte, tolle Leute faszinierten mich. Trotzdem fühlte ich mich nie so richtig dazugehörig, wollte es gerne. Ich bewunderte die anderen Mädchen ständig und verglich mich permanent. Ich war absolut nach außen orientiert, ständig darauf bedacht, möglichst perfekt auszusehen, einen guten Eindruck zu machen und keine Schwächen zu zeigen.

Ich weiß gar nicht, wo ich eigentlich selber stehe und was ich habe, außer meinem äußeren Erscheinungsbild. Ich war nie ich selber. Aus Angst, abgelehnt zu werden, hatte ich viele Freundschaften, die aber nur oberflächlich waren. In den letzten Monaten habe ich es geschafft, mich davon abzugrenzen. Ich lese keine Modezeitschriften mehr und habe den Kontakt mit Modeagenturen abgebrochen. Manchmal ist es noch schwer zu begreifen, aber doch spüre ich, dass das Aussehen nicht alles ist, was mich ausmacht. Gerade in der Gruppe habe ich erfahren, dass mich manche einfach so mögen, wie ich bin. Teilweise trage ich noch eine Maske, obwohl ich es schon geschafft habe, offener zu sein.
Ziele: Ich möchte mich noch mehr trauen, aus mir rauszugehen, ohne viel zu überlegen, wie ich wohl wirke oder mich am besten verhalte, um gemocht zu werden. Dauerndes Nettsein, dauerndes Angepasstsein und Oberflächlichkeit will ich vermeiden, es auch zu Konflikten kommen lassen und Dinge ansprechen. Ich muss noch viel üben, konkret zu sagen, was ich möchte, oder auch zu kapieren, dass ich nicht von allen gemocht werden kann.

Krankheitsbewältigung: Auch wenn es mit dem Essen klappt, ich mein Zielgewicht erreicht habe, weiß ich, dass ich meine Krankheit nicht überwunden habe. Sie ist noch nicht so weit weg, ich muss sehr wachsam sein und dies ernst nehmen, um nicht wieder in alte Muster zurückzufallen. Wenn ich es schaffe, mehr auf mich zu vertrauen, meine Meinung zu sagen, nicht immer so angepasst zu sein, dann wird das Dünnsein mehr in den Hintergrund treten. Meine Motivation, die Krankheit zu überwinden, ist sehr hoch; ich weiß, dass sie eine Sackgasse ist. Ich habe große Angst, vor allem nach diesen vier Monaten, in denen ich so viel Halt hatte, ein eigenständiges Leben ohne Krankheit und Mami zu führen. Diese Angst habe ich mit dem Gerede über meinen Körper oft überspielt. Ziele: Das Schreiben hat mir geholfen, ich will es weiterhin für mich tun. Die Therapie werde ich auf jeden Fall beenden und mir auch Hilfe holen, in der WG und in der Gruppe. Die WG gibt mir weiterhin Halt, und gerade dort will ich weiter an mir arbeiten, auf Oberflächlichkeit verzichten und Dinge ansprechen.

Risikofaktoren:

- Dinge, die ich nicht kann, nicht ansprechen aus Angst, als Versagerin dazustehen,
- nach Hause zurückgehen,
- mich mit anderen vergleichen,
- Glitzer-Modewelt,
- mich von der Meinung der anderen abhängig machen und meine nicht wichtig nehmen,
- nur auf Schönheit bauen,
- mich in Idealvorstellungen verlieren,
- keine Abstriche machen können,
- oberflächliche Beziehungen eingehen aus Angst, abgelehnt zu werden,
- mich nicht abgrenzen können,
- Schwarz-Weiß-Denken.

Ressourcen:

- Ich kann gut zuhören und mich einfühlen,
- ich nehme andere Menschen ernst,
- ich übernehme Verantwortung,
- ich habe Humor,
- ich kann manchmal über mich lachen,

- ich bin zuverlässig,
- ich bin gelegentlich schon voller Lebensfreude und temperamentvoll,
- ich habe Durchhaltevermögen,
- ich kann stark sein.«

Die Abschlussbilanzen zeigen, dass es den Patientinnen am Ende der Tagklinik-Phase in allen genannten Bereichen besser geht. Dies gilt nicht nur für die drei ausgewählten Patientinnen, sondern für alle, die die Therapie bis dahin durchgehalten und mitgearbeitet haben. Daraus aber nun den Schluss ziehen zu wollen, dass somit zu diesem Zeitpunkt die Therapie beendet werden könnte, wäre ein fataler Irrtum. Leider erliegen immer wieder Patientinnen, trotz unserer Warnung, den Verlockungen ihres neuen Lebensgefühls und dem damit verbundenen trügerischen Glauben, ihre Krankheit bewältigt zu haben. Nicht wenige geben bei ihrem Entschluss, die Therapie nicht weiterzuführen, dem Druck ihrer Eltern nach. So komplexe Krankheiten wie die Bulimie und die Ess-Sucht, die oft über Jahre bestehen und sich über entscheidende Lebensphasen eines jungen Menschen hinweg entwickelt haben, lassen sich nicht in vier Monaten wegzaubern. Zuverlässige Alternativen zu der schnellen Befriedigung Essen müssen mühsam aufgebaut und im Alltagsleben erprobt werden – in aller Regel ist dies ein Prozess von Jahren.

In der ambulanten Phase wird schnell deutlich, wie schwierig es ist, konfrontiert mit den Alltagsproblemen in Krisen und Spannungssituationen ohne täglichen Schutz der Gruppe und des therapeutischen Teams, nicht rasant wieder in vertraute Suchtverhaltensweisen abzugleiten.

Auch am Ende der ambulanten Phase, dann, wenn die Therapie endgültig beendet ist, sollten die Betroffenen sich nicht zur Ruhe setzen, sondern sich das in der Therapie Gelernte bewahren und weiterhin in die Tat umsetzen. Wir halten es für eine gute Lebensstrategie, sich immer wieder seiner Risikofaktoren und Ressourcen bewusst zu werden, Problembereiche möglichst früh wahrzunehmen und zu fokussieren, konkrete Ziele zu definieren und sich an Bewältigungsstrategien zu halten, die sich bewährt haben. Eines unserer therapeutischen Ziele ist es, jeder Patientin ihr individuelles Potenzial zu vermitteln, das ihr die Möglichkeit gibt, ein Leben ohne Sucht zu leben.

Krankheits- und Therapieverständnis der Eltern

Wir sind daran interessiert, Eltern, Geschwister und Partner mit in die Therapie einzubeziehen, aus der Überzeugung, dass die Familie nicht nur an der Entstehung und Aufrechterhaltung der Krankheit mit beteiligt ist, sondern auch, von Ausnahmen abgesehen, den therapeutischen Verlauf ganz entscheidend mit beeinflusst. Selbstverständlich muss es unser Interesse sein, dass der Einfluss, den Angehörige auf die Therapie ausüben, ein möglichst positiver ist.

Das durch die Therapie veränderte Verhalten der Patientinnen kann auch Unruhe in die Familien bringen, weil alte Regeln verletzt werden und so das System, in dem die Krankheit einen stabilisierenden Faktor darstellte, aus dem Gleichgewicht kommt. Für die langfristige Gesundheit der Patientinnen, aber auch für das Wohlergehen der anderen Familienmitglieder ist es günstig, wenn alle in ihrem Suchen nach neuen Rollen und einem neuen Miteinander unterstützt werden.

Wenn wir auch an einer konstruktiven Zusammenarbeit interessiert sind, so glauben wir doch, dass Betroffene, deren Angehörige sich nicht an einer Therapie beteiligen wollen – entweder, weil sie ein Beteiligtsein an der Erkrankung zurückweisen oder aber, weil sie von einer Psychotherapie nichts halten –, dennoch gesund werden können.

Aber es gibt nicht nur Eltern, die eine Zusammenarbeit ablehnen, sondern auch Patientinnen. Viele haben ihre Krankheit über Jahre vor den Angehörigen verborgen, nicht zuletzt auch, um etwas Eigenes, von den Angehörigen Abgegrenztes zu besitzen, und nehmen dieses auch für die Therapie für sich in Anspruch, was wir tolerieren. Aber auch Patientinnen, die niemanden einladen können oder wollen, haben die Möglichkeit, am Beispiel der anderen Patientinnen viel über die eigenen Familienbeziehungen zu lernen, da die Therapieangebote für die Familie auch in Gruppen stattfinden.

Einmal im Monat laden die Patientinnen aus der Tagklinik-Phase und das therapeutische Team zu einem gemeinsamen Gespräch zwischen Patientinnen, Angehörigen und Therapeuten ein, dem so genannten Sonntagsfrühstück. Da es mehrere Familienveranstaltungen im Laufe der Tagklinik-Phase gibt, können die Patientinnen entscheiden und untereinander absprechen, wann und wie oft die Angehörigen jeder Einzelnen kommen sollen. Auch den ambulanten und ehemaligen Patientinnen steht es frei, an den offenen Großgruppen teilzunehmen.

Das Sonntagsfrühstück beginnt um 9.30 Uhr und endet zwischen 12 und 13 Uhr. Vor dem Gruppengespräch laden die Patientinnen zu einem selbst angerichteten, liebevoll gestalteten Brunch mit Kaffee, Tee, Säften, Kuchen, belegten Broten und Müsli ein, um mit den Angehörigen gemeinsam zu essen und sich zu unterhalten. Dies kann für die Familien, in denen die Patientinnen mit ihrem Kampf ums Essen oft jahrelang gemeinsame Mahlzeiten unmöglich gemacht haben, ein wichtiges therapeutisches Ereignis darstellen.

In vierzehntägigen Abständen findet eine Familiengruppensitzung statt; die Teilnahme ist für diejenigen Angehörigen, die sich zu einer Familiengruppentherapie entschlossen haben, bei einem Zyklus von zunächst vier Monaten verbindlich. Alle Angehörigengruppen werden im Wesentlichen von den Patientinnen geleitet. Sie überlegen sich ein Thema, das ihnen wichtig ist, zum Beispiel Informationsvermittlung über die Therapie, Erwartung der Eltern an die Therapie oder Konfliktlösung in der Familie, und führen es ein, indem sie Wissenswertes vortragen, von sich erzählen oder ein gemeinsames Rollenspiel gestalten. Sie sprechen Familienangehörige direkt an und ermutigen sie, Fragen zu stellen.

In den anschließend zitierten Aufzeichnungen werden Krankheitsverständnis und Verhalten von Eltern aus der Sicht ihrer kranken Töchter dargestellt:

»Ich glaube, meine Eltern sehen meine Ess-Störung nicht als Krankheit an. Von sich aus haben sie sich wenig darum gekümmert. Irgendwann bekamen sie dann mit, dass ich Lebensmittelvorräte hatte oder auch aus dem Kühlschrank irgendetwas nahm. Sie sprachen aber nicht darüber. Einmal bekam meine Mutter mit, dass ich erbrach, auch das sprach sie nicht an. In Bezug auf die Therapie könnte ich mir vorstellen, dass sie froh sind, dass das endlich aus mir verschwinden wird und ich vielleicht normal werde und so in das Bild einer intakten Familie passe.«

»Meine Eltern haben erst spät von mir erfahren, dass ich an einer Ess-Störung leide. Die Krankheit zu verstehen ist, denke ich, sehr schwer. Sie haben die Bücher, die ich gekauft habe, gelesen und mich unterstützt, als ich mich für die Therapie am TCE entschloss. Sie wollen, dass ich gesund werde, und ich denke, dafür sind sie auch bereit, das zu tun, was in ihren Möglichkeiten steht.«

»Meine Eltern sehen meine Krankheit als schwere Probe für unsere Familie an, wobei sie nie gezweifelt haben, dass wir es irgendwie schaffen werden. Meistens haben sie liebevoll versucht, mich in all den Jahren zu verstehen und mir zu helfen. Nur gelegentlich brach ihre ganze Verzweiflung und Hilflosigkeit durch, und sie haben mir vorgeworfen, dass ich unsere Familie zerstöre.«

»Alles in allem haben meine Eltern sich immer angestrengt, mir zu helfen, auch wenn es teilweise nicht geklappt hat, sondern eher das Gegenteil bewirkt hat. So sind sie eher in eine Beratungsstelle gegangen, als ich dazu bereit war. Sie haben mich dann auch dorthin geschickt. Ich bin gegangen, um sie zu beruhigen. Jetzt setzen sie alle Hoffnung in die Therapie am TCE. Manchmal wünschte ich mir, dass meine Eltern sich nicht zu viel einmischen und nicht mit allen Mitteln versuchen würden, meinen Gesundungsprozess in ihre Hand zu nehmen, denn ich weiß nur zu gut, dass es einzig und allein meine Sache ist.«

»Lange Zeit waren meine Eltern der Überzeugung, dass wir die Bulimie in der Familie ohne fremde Hilfe schaffen. Eine Familie wie wir braucht keine fremde Hilfe. Schließlich haben meine Eltern immer gewusst, so zumindest ihre Überzeugung, was gut und richtig für uns Kinder ist, warum sollten sie es nicht bei der Bulimie wissen. Ich denke aber, inzwischen haben sie begriffen, dass die Bulimie-Bewältigung ein paar Nummern zu groß für unsere Familie ist.«

»Ich glaube, meine Eltern haben die Bulimie anfänglich nicht als Krankheit verstanden, sie haben nicht kapiert, dass meine Fressanfälle Ausdruck von ziemlich vielen Problemen sind, die ich habe und die auch meine Familie etwas angehen. Als meine Mutter es begriffen hatte, suchte sie mir einen Therapeuten aus und schickte mich dorthin. Nach drei Sitzungen erklärte sie ihm empört, dass ich noch immer erbreche, da habe ich kapiert, dass meine Mutter nichts kapiert.«

»Erst als ich mich weigerte, in die Schule zu gehen, und von morgens bis abends nur noch vor dem Fernseher saß, umgeben von riesigen Essensmengen, begriffen meine Eltern den Ernst der Lage. Bis dahin waren sie der Meinung, ich müsse mich nur zusammenreißen und mit dem Essen so umgehen, wie es jeder normale Mensch tut, dann sei alles wieder in Ordnung.

Aber dann fühlte ich mich von meinen Eltern ernst genommen, sie umsorgten und unterstützten mich. Mein Vater bemühte sich um einen Platz im TCE. Ich erkannte seine Sorgen und sein Interesse an mir. Ich bin froh, dass meine Eltern sich um Verständnis bemühen, auch wenn sie mich nicht ganz verstehen können, und ich bin froh, dass sie sich meiner nicht schämen. Sie stehen zu mir und machen kein Getue um meine Krankheit. Mein Vater versteht mich besser als meine Mutter. Er bemüht sich, mir zuzuhören, wenn ich versuche, ihm etwas zu erzählen und klar zu machen. Bei meiner Mutter habe ich oft das Gefühl, gegen eine Wand zu reden. Sie hat ihre Meinung, und von dieser Meinung lässt sie sich nicht abbringen.«

»Ich bin der Überzeugung, dass meine Eltern nichts von meiner Krankheit begriffen haben. Sie halten mich für essgestört, und das ist alles; ich müsste mich nur zusammennehmen, dann wäre alles wieder in Ordnung. Bekommen meine Eltern mit, dass ich erbrochen habe, folgen Reaktionen wie lange Monologe vonseiten meines Vaters und Tränen vonseiten meiner Mutter, und dann muss ich versprechen, dass ich mich nie mehr übergeben werde.«

»Meine Eltern haben angeblich irgendwo verstanden, dass es sich bei der Bulimie um eine Sucht handelt und dass das Erbrechen die Auswirkung verschiedener Probleme ist, aber sie haben nie wirklich versucht, die Ursachen zu hinterfragen, geschweige denn daran zu denken, dass vielleicht unser Familienleben auch ein Grund für meine Ess-Störung sein könnte. Sie haben riesige Angst, dass unsere nach außen so perfekte, unfehlbar erscheinende Familie möglicherweise nicht ganz so perfekt ist, wie sie immer allüberall betonen und zur Schau stellen.«

»Für meinen Vater ist total unbegreiflich, warum ich psychisch krank sein soll. Schließlich hätte ich überhaupt keine Probleme im Gegensatz zu vielen anderen Kindern. Ich hätte keine Schwierigkeiten im Studium, und vor allem gebe es bei uns keine finanziellen Engpässe, und ich stammte aus einer Familie, die nicht nur intakt sei, sondern nach Meinung meines Vaters mir alles bietet, von dem andere nur zu träumen wagen.«

»Mein Vater flippte mindestens zwei Mal am Tag wegen meines Essverhaltens aus. Oft habe ich ihn gebeten, seine Kommentare zu unterlassen, aber offenbar konnte er nicht anders. Er behandelte mich nur noch wie eine Kranke und zitierte von morgens bis abends aus allen möglichen Büchern über Ess-Störungen. Er kommentierte alle meine Reaktionen und trieb mich immer mehr in die Isolation.«

»Mein Vater drängte mich schließlich, eine Therapie zu machen. Er war froh, dass ich mich für das TCE entschlossen hatte. Er wünschte sich, wie er sagte, dass die Gruppe endlich losgehe und dieser Zirkus endlich ein Ende habe. Er begriff nicht, wie ernst und hart eine solche Therapie ist. Er hatte die Vorstellung, sobald ich ins TCE gehe, ist alles in Butter. Einen Zusammenhang zwischen ihm beziehungsweise meinen Eltern und meiner Krankheit wollte er nicht wahrhaben, ebenso wenig die Wichtigkeit seiner Mitarbeit und Unterstützung. Ich habe die Hoffnung aufgegeben, dass er jemals seine Fehler einsieht oder gar versuchen wird, an seinen Verhaltensweisen und Fehlhandlungen etwas zu ändern.«

»Meine Großeltern hoffen sehr für mich, dass ich wieder Lebensfreude entwickle und mich etwas stabilisiere. Sie waren von Anfang an für die Therapie im TCE, und meine Großmutter half mir, meine Zweifel zu bekämpfen. Sie setzte sich auch immer für mich ein. Sie weiß sehr wohl, dass ich in dieser Therapie mit mir selbst zu kämpfen habe, und macht mir oft Mut und sagt mir immer wieder, wie tapfer sie mich findet. Ich glaube, meine Großeltern verstehen von meiner Familie noch am meisten, wie es in mir aussieht. Ihnen ist klar, dass so etwas nicht in vier Monaten weggeblasen ist, und ich kann mich auf ihre Unterstützung verlassen. Sie sind die Einzigen in meiner Familie, die mir das Gefühl geben, nicht allein zu sein.«

»Als ich mich dafür entschied, eine Therapie im TCE zu beginnen, wurde dies von meiner Mutter sehr befürwortet. Es fiel mir allerdings schwer, ihr begreiflich zu machen, dass ich diese Therapie ganz für mich allein und aus eigenem Antrieb machen möchte und nicht bereit bin, alles, was in dieser Therapie läuft, meiner Mutter brühwarm mitzuteilen.«

»Meine Mutter war froh, als ich mich endlich zu einer Therapie entschloss. Mein körperlicher und seelischer Zustand hatte sie in den letzten Wochen und Monaten immer häufiger in eine hilflose Wut versetzt, oft gerade dann, wenn ich Trost und Hilfe suchte. Für sie waren meine Probleme sehr einfach lösbar, und ich fühlte mich in gewisser Weise als lebensunfähige Kreatur abgestempelt, da ich nicht einmal mehr die existenziell notwendigen Dinge allein bewältigen konnte, wie meine Mutter sagte. Wegen der schwierigen Situation und meiner Verfassung war sie froh, dass ich nun endlich die Therapie machen würde und sich die Therapeuten um mich kümmern wollten.«

»Kurz vor der Therapie bemühte sich meine Mutter, nett zu mir zu sein. Sie versuchte, mein Erbrechen nicht durch stundenlange Diskussionen aus der Welt zu schaffen, sie kümmerte sich mit meinem Vater viel um die bürokratischen Dinge der Therapie, denen ich mich nicht gewachsen fühlte, wie zum Beispiel den Kostenübernahmeantrag an die Krankenkasse. Unzählige Auseinandersetzungen waren diesem Verständnis kurz vor der Therapie vorausgegangen. In diesem Streit war ich jedesmal verzweifelt und hoffnungslos. Ich hatte das Gefühl, als verstünden meine Eltern nichts, aber auch gar nichts. Prompt kam dann meine Reaktion, dass ich mich zurückzog, mich mit Essen voll stopfte, um meine Ruhe vor der gesamten Welt zu haben.«

»Ich konnte bisher mit beiden Eltern nicht richtig über meine Krankheit und über die Therapie reden. Es fällt mir schwer, ihnen mein Essverhalten zu erklären. Im Grunde geht es gar nicht darum, denn dies ist nur die Äußerung meines inneren ungeordneten Zustandes. Aber dies zu erklären, ist noch schwieriger. Mein Vater ist der Meinung, dass ich, wenn ich finde, dass ich zu viel esse, einfach aufhören soll, und schon wäre das kein Problem mehr. Dass ich die Therapie machen wollte, war fast ein Schock für ihn. Er meinte, dass ich ihn vorher über diese Gedanken hätte unterrichten sollen, dann hätten wir vielleicht gemeinsam eine Lösung gefunden. Dabei haben wir das noch nie gemacht. Warum auf einmal dieses Verständnis? Er hätte wohl versucht, mir die Therapie auszureden. Von Gruppentherapie hält er nichts. Ein Vorurteil, denn er hat keinerlei Erfahrung. Ich habe immer noch das Gefühl, mich rechtfertigen zu müssen. Leider gibt es keine rationalen Gründe. So wenig Verständnis er für die Therapie hat, so wenig bringt er auch für meine Krankheit auf. Für ihn ist das keine Krankheit, nur mangelnde Willensstärke, fehlende Standhaftigkeit, die Unfähigkeit, nein zu sagen.

Dabei habe ich oft das gleiche Essverhalten, das er an den Tag legt. Er isst schnell und gierig, kann von allem nicht genug bekommen, muss alles probieren und kann nichts unberührt stehen lassen. Wenn er von einer Reise zurückkehrt, erzählt er am meisten von den Mahlzeiten, die in fernen Ländern zugegebenermaßen interessant, aber doch wohl nicht das Wichtigste sind.

Einerseits versteht er meine Krankheit nicht, andererseits findet er mich zu dick. Er ist der Einzige, der mir das so sagt. Dadurch fühle ich mich dann natürlich noch unwohler in meiner Haut. Trotzdem zeigt er kein Verständnis, ist auch nicht bereit, sich darauf einzulassen, aber er hat jetzt akzeptiert, dass ich die Therapie trotzdem mache. Er hat sowieso nur Angst, dass sich dadurch mein Studium verlängert. Und wenn ja? Ich sehe keinen Grund, das Studium über meine Krankheitsbewältigung zu stellen.

Da ich mit ihm noch nie über mein Innenleben gesprochen habe, wird dies jetzt wohl auch nicht stattfinden. Ich bin ich, und er ist er. Ich möchte von ihm loskommen und nicht ständig ein schlechtes Gewissen haben.

Meine Mutter nahm meine Entscheidung zur Therapie etwas positiver und verständnisvoller auf. Auch sie stellte ich vor vollendete Tatsachen. Auch bei ihr fiel es mir schwer, ihr mein Essverhalten zu erklären. Da sie grundsätzlich gegen alles ist, was mein Vater macht und sagt, findet sie meine Entscheidung gut.

Ich glaube, dass sie im ersten Moment nicht verstanden hat, warum ich mir manchmal wahllos und hungerlos den Bauch voll stopfe, aber bei genauerem Nachdenken wird sie bemerkt haben, dass sie es genauso macht. Sie hat zwar keine Essanfälle, aber zu ihr gehört das Essen als etwas Unverzichtbares und in meinen Augen zu Wichtiges. Auch sie erzählt mir oft davon. Auch sie isst zu viel und oft ohne Hunger. Sie wird langsam immer dicker, was sie aber nicht einsieht. Ich glaube, dass sie mich ein wenig versteht. Allerdings konnte ich mit ihr noch nicht darüber reden. Ich wünsche mir dies, ohne Überheblichkeit ihrerseits und ohne Minderwertigkeitsgefühle meinerseits. Ob wir das im Laufe der Therapie schaffen?«

Schlusswort

Wie sind die Heilungsaussichten bei Bulimia nervosa und Binge-Eating-Störung? Diese Frage wird uns häufig von Patientinnen und Angehörigen, Zuhörern bei Vorträgen und auch von Kollegen gestellt. Sie lässt sich nicht leicht beantworten, geht es bei einer Ess-Störung doch um ein äußerst komplexes Krankheitsgeschehen, eine chronische psychosomatische Störung, die unter Umständen, wie die vorausgegangenen Kapitel dargelegt haben, die Betroffenen total beherrschen kann. Im Falle der Bulimie und der Ess-Sucht gibt es außerdem im Unterschied zur Anorexie keine längerfristigen Studien, die eine zuverlässige Aussage über den Verlauf beziehungsweise die Heilung erlauben würden.

Dennoch kann man mit aller gebotenen Vorsicht eine Prognose versuchen. Es spricht vieles dafür, eine Ess-Störung als selbst gelerntes pathologisches Verhalten zu interpretieren, das in kritischen Lebenssituationen beziehungsweise Lebensperioden als Problemlösungsstrategie eingesetzt wird. In einer Psychotherapie hat die Patientin nun die Möglichkeit, andere, das heißt tragfähige oder gesunde Verhaltensweisen zur Bewältigung persönlicher Schwierigkeiten zu lernen und an die Stelle der krank machenden Verhaltensweisen zu setzen. Insofern könnte man sagen, dass Essgestörte, die mit der erforderlichen inneren Bereitschaft zur Änderung an einer Therapie teilnehmen, alle Chancen haben, wieder ganz gesund zu werden. Im Vergleich zu schweren körperlichen Krankheiten, wie zum Beispiel Herz- und Krebserkrankungen, haben psychosomatisch erkrankte, also auch essgestörte Patientinnen es sozusagen selbst in der Hand, ob sie geheilt werden oder nicht. Dieser Umstand begründet und stärkt auch bei uns Therapeuten immer wieder die Hoffnung, dass unsere Patientinnen es schaffen und eines Tages von ihrer Störung geheilt sein werden.

Andererseits darf nicht verschwiegen werden: Selbst eine im Verlauf der Therapie überwundene Ess-Störung kann im Repertoire der erlernten Verhaltensweisen erhalten bleiben und auch noch nach vielen Jahren völliger Symptomfreiheit erneut, quasi reflektorisch, wieder auftreten. Auch kommt es nicht selten vor, dass Bulimie und Ess-Sucht in ihrer Symptomatik zwar aufgegeben, aber durch andere Süchte ersetzt oder von Depressionen oder Angstattacken abgelöst werden.

Aber trotz dieser Risiken und Gefahren gibt es im Hinblick auf die Heilungschancen bei Bulimie und Ess-Sucht nach unserer Erfahrung genug Grund zur Zuversicht. Allerdings dürfen nicht zu hohe und unrealistische Erwartungen daran geknüpft werden. Die gelungene Therapie einer Ess-Störung garantiert keineswegs ein krisenfreies, erfolgreiches und glückliches Leben, wie besonders manche Eltern zu glauben scheinen. Schließlich ist kein Mensch, auch der scheinbar gesündeste nicht, gegen innere Krisen, persönliche Konflikte, Zweifel und Ängste gefeit. Den körperlich-seelischen Idealzustand des Menschen, das heißt die hundertprozentige Gesundheit ohne alle Schwachstellen und Defizite, gibt es in der Realität unseres Lebens nicht. Und ebenso wenig, so könnte man folgern, gibt es die hundertprozentige Heilung von Krankheiten, seien diese nun physisch oder psychisch bedingt.

Bei unserer Therapie geht es uns letztlich darum, unseren Patientinnen erfahrbar zu machen, dass sie die Kompetenz und die Kraft haben, unvermeidliche Krisen und Konflikte wie auch ganz normale Alltagsprobleme besser und befriedigender, das heißt ohne die Zwänge und Rituale der Ess-Störung, zu bewältigen und ein ihren guten Möglichkeiten und Fähigkeiten entsprechendes Leben führen zu können. Von einem Erfolg der Behandlung beziehungsweise von Heilung kann dann gesprochen werden, wenn die Patientinnen den einmal für sich als richtig erkannten Weg nach der Therapie weiterverfolgen und nicht mehr aus den Augen verlieren.

Darum legen wir auch so großen Wert auf die Motivation der einzelnen Patientinnen sowie auf ihre engagierte Mitarbeit, vor allem während der viermonatigen Tagklinik-Phase, der wichtigsten Phase unseres Therapiemodells. Wie auch die Aufzeichnungen der Patientinnen gezeigt haben, geht es dabei eben nicht nur um die Normalisierung des Essverhaltens, so wichtig diese auch ist, sondern vor allem um Kompetenztraining und Selbstmanagement. Dazu gehören Selbstwahrnehmung, Selbstakzeptanz und Stärkung des Selbstbewusstseins ebenso wie die Erfahrung der Gegenseitigkeit, des Miteinander in der Gruppe, die Aufgabe egozentrischer Sichtweisen und die Sensibilisierung für die Bedürfnisse und Probleme der Mitpatientinnen. Wenn die Ess-Störung überhaupt etwas Gutes mit sich bringt, dann ist es vielleicht dieses Bewusstwerden, die Konfrontation mit den eigenen Abgründen, Schwächen, Stärken und Fähigkeiten und die bewusste Entscheidung, für die eine oder andere Möglichkeit zu leben. Die so genannten »Gesunden« oder »Normalen« sind in der Regel zu sehr mit ihrem Alltag beschäftigt, um sich mit solcher Intensität auf sich selbst und ihr Leben zu besinnen.

Dass unsere Patientinnen die Überwindung ihrer Krankheit als Impuls und Chance für ein bewusstes, selbstbestimmtes Leben begreifen, ist eines der Hauptziele unserer Therapie. Jede Einzelne, bei der uns das gelingt, ermutigt uns zum Weitermachen, wenn wir auch keineswegs den Anspruch erheben, dass unser Therapiemodell die einzig mögliche und Erfolg versprechende Behandlungsmethode ist. Wie bereits eingangs erwähnt, gibt es bis heute keine Therapie, die Heilung garantiert. Als Therapeuten können wir uns nur immer wieder bemühen, unsere Erfahrungen, Erprobtes und Bewährtes, in die Zusammenarbeit mit unseren Patientinnen einzubringen und gleichzeitig offen und bereit zu sein für die Weiterentwicklung und Modifizierung unseres Therapiemodells, die mit neuen Patientinnengruppen immer wieder möglich werden.